钱家鸣
养肠胃饮食

Stomach ·—————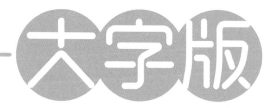

钱家鸣 主编
北京协和医院消化内科主任、
主任医师、博士生导师

陈 伟 副主编
北京协和医院临床营养科副主任、
主任医师、博士生导师

闻新丽 副主编
陕西省中医医院脾胃病二科主任、
主任医师

中国轻工业出版社

图书在版编目（CIP）数据

钱家鸣养肠胃饮食：大字版／钱家鸣主编 . — 北
京：中国轻工业出版社，2023.10
ISBN 978-7-5184-3789-4

I.①钱… Ⅱ.①钱… Ⅲ.①胃肠病－食物疗法
Ⅳ.①R573.05

中国版本图书馆 CIP 数据核字（2021）第 265464 号

责任编辑：何　花

策划编辑：翟　燕　付　佳　　责任终审：李建华　　封面设计：伍毓泉
版式设计：悦然生活　　　　　责任校对：宋绿叶　　责任监印：张京华

出版发行：中国轻工业出版社（北京东长安街6号，邮编：100740）
印　　刷：北京博海升彩色印刷有限公司
经　　销：各地新华书店
版　　次：2023年10月第1版第2次印刷
开　　本：710×1000　　1/16　　印张：15
字　　数：220千字
书　　号：ISBN 978-7-5184-3789-4　定价：49.80元
邮购电话：010-65241695
发行电话：010-85119835　传真：85113293
网　　址：http://www.chlip.com.cn
Email：club@chlip.com.cn
如发现图书残缺请与我社邮购联系调换
231632S2C102ZBW

　　肠胃是人体健康的晴雨表，人吃进去的食物都要经过肠胃的消化、吸收、加工，营养才能被利用，而这也说明，你的饮食决定了你的肠胃是否健康。

　　肠道洁净，则健康相随；如果肠道内废物、残渣堆积，肠道菌群失调，久而久之，不仅人气色不好，容易衰老，便秘、胃溃疡等消化系统疾病甚至糖尿病等慢性病也会随之而来。

　　重视肠胃健康，打造良好的肠内环境，预防和避免各种病菌毒素的侵害，调节机体免疫力，也就筑起了人体最大的一道健康防线。

　　合理饮食是呵护肠胃的重要手段，进食的食物种类、数量、烹调方式……都是影响肠胃健康的因素。如果饮食规律，食物温、软、淡，不吃过冷、过烫、过硬、过辣的食物，不暴饮暴食，戒烟禁酒……就能让肠胃更健康。

　　本书立足于饮食，剖析了家常食材应该吃多少、怎么吃、怎么搭配、怎么烹调才能达到养肠胃、防止肠胃病的目的，还分别介绍了不同人群、不同消化系统疾病患者在饮食上的注意事项。

　　除了饮食，培养良好的生活习惯、进行适当运动、保持良好乐观的情绪等，都是肠道健康的必备因素。

　　养好肠胃，愉快地吃饭，畅快地排便，让我们每个人都收获健康和美丽！

目录 CONTENTS

胃和肠谁是老大

PART 1 营养素推荐
从根源处掌控肠胃健康

PART 2 饮食习惯推荐
做好细节 养好肠胃

谷豆类

蔬菜、菌菇类

肉类、蛋类和水产

水果类

其他类

PART 4 药食两用中药材
养护肠胃功不可没

PART 5 肠胃病饮食推荐
对症进食 强化肠胃功能

PART 6 人群饮食推荐
适合自己的才是最好的

PART 7 四季饮食推荐
因时而异 调整饮食

胃和肠
谁是老大

胃是有弹性的大口袋

胃的位置、形状及结构

胃位于横膈下，上腹部，最上端为贲门，连接着食管，最下端为幽门，与小肠相通。

人的整条消化道宛如一条管道，胃是这条管道上最膨大的一段。胃会随着内部食物的多少而弹性伸缩。当充满食物时，胃会胀大如一个布袋子；当胃内空虚时，胃内壁充满褶皱，胃呈细长管状。

胃的大小和形状因人而异，受身高、体形等因素的影响。矮而胖的人，胃呈牛角形；高而瘦的人，胃呈钩形；中等身材的人，胃呈囊袋状。

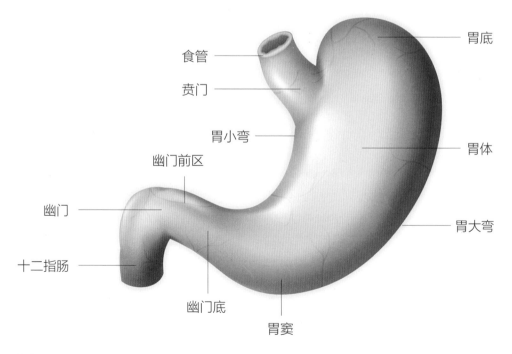

食管

贲门

胃底

胃小弯

幽门前区

胃体

幽门

十二指肠

胃大弯

幽门底

胃窦

胃的容量变化

胃的容量是随着年龄而逐渐增大的，新生儿的时候最小。

出生后1天	出生后3天	出生后30天	成人
5~7 毫升	20~30 毫升	80~150 毫升	1500 毫升
葡萄大小	乒乓球大小	鸡蛋大小	3 瓶矿泉水的量

胃液

胃液即胃内的分泌物，是一种无色透明的酸性液体，正常成人每天可分泌 1500 ~ 2500 毫升胃液。胃液中含有多种成分，包括胃酸、胃蛋白酶、黏液和内因子等，胃酸是最重要的成分。

食物的消化离不开胃酸

胃酸的 pH 值为 0.9 ~ 1.5，呈强酸性。

胃酸是始终持续分泌的，其分泌量在入睡后几小时内达到最高峰，清晨醒来时最低。胃酸能激发胃蛋白酶的活性，提高对蛋白质的消化和吸收，还能杀死随食物进入体内的很多细菌和病毒。

胃动力及胃排空的时间

胃动力是指胃部肌肉收缩蠕动的力量和频率。食物的消化离不开胃肠蠕动，一旦胃肠蠕动不足，就会直接导致消化不良。

食物由胃排入十二指肠的过程称为胃排空，也就是胃消化食物所需的时间。当食物结束在胃内的旅程时，会通过幽门括约肌一点一点进入小肠。当这一次进食的食物全部排空后，胃将准备迎接下一次的进食，如此循环往复。

一般情况下，对于混合性食物，胃完全排空的时间需 4~6 小时。因此，吃饭时要细嚼慢咽，不宜过食脂肪类食物，以利于胃排空，减轻胃的负担。

胃排空速度

就食物形状来说

形状小的（排空快）>形状大的（排空慢）

就食物质地来说

稀的、流体食物（排空快）>干的、黏稠食物（排空慢）

就营养成分来说

碳水化合物：2 小时

蛋白质：1.5~4 小时

脂类：2~4 小时

混合食物（荤素搭配）：4~6 小时

不同食物在人体内的消化时间

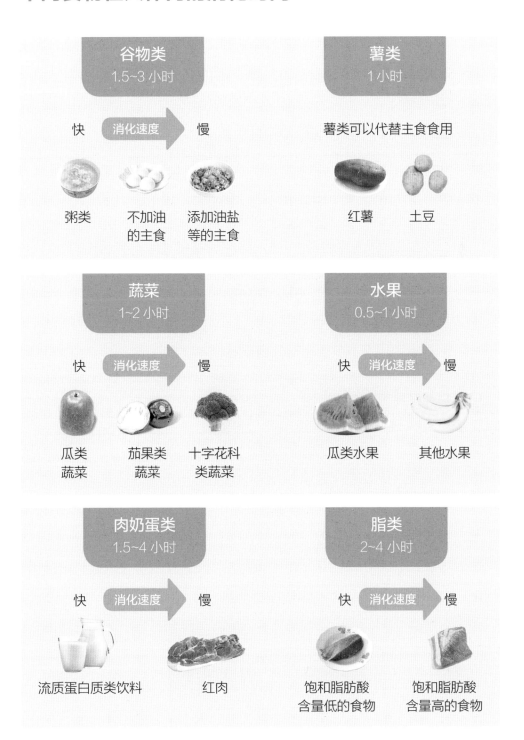

谷物类
1.5~3 小时

快　消化速度　慢

粥类　　不加油　　添加油盐
　　　　的主食　　等的主食

薯类
1 小时

薯类可以代替主食食用

红薯　　土豆

蔬菜
1~2 小时

快　消化速度　慢

瓜类　　茄果类　　十字花科
蔬菜　　蔬菜　　　类蔬菜

水果
0.5~1 小时

快　消化速度　慢

瓜类水果　　　其他水果

肉奶蛋类
1.5~4 小时

快　消化速度　慢

流质蛋白质类饮料　　红肉

脂类
2~4 小时

快　消化速度　慢

饱和脂肪酸　　饱和脂肪酸
含量低的食物　含量高的食物

肠道是最大的消化器官

肠道主要是指从幽门到肛门这一段消化系统管道，它是人体最大的消化器官。肠道分大肠、小肠两部分，小肠负责营养的吸收，大肠负责代谢物的浓缩和排泄。

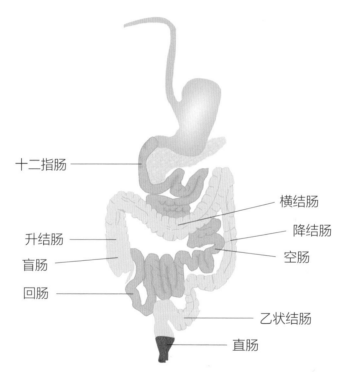

小肠负责营养的吸收

小肠的上端通过十二指肠与胃相通，下端通过回盲瓣与盲肠相连，成人的小肠全长 5~7 米，分为十二指肠、空肠和回肠三部分。

食物经过胃的加工研磨以后，幽门括约肌会打开幽门，使食物进入小肠，小肠开始进一步消化食物，并真正开始吸收营养物质。

大肠处理食物残渣，形成粪便

大肠一般长 1.2~1.8 米，口径明显粗于小肠，其功能是进一步吸收代谢废物中的水分、矿物质等，形成粪便，并储存在大肠中。大肠还能分泌黏蛋白，发挥保护肠黏膜、润滑粪便的作用，使粪便容易排出。

肠道是细菌的聚集地

人的肠道里寄生着大量细菌，重量可达 1~1.5 千克，这些细菌称为肠道菌群。这些数目庞大的细菌大致可以分为三大类：一类是有益菌（也叫益生菌）；一类是对人体有害的有害菌；还有一类是中性菌，它们在某些条件下会对人体产生危害，在正常情况下则不会危害人体健康。肠道菌群之间只有平衡才能维持肠道健康。

有益菌
双歧杆菌、凝结芽孢杆菌等

中性菌
大肠杆菌等

有害菌
金黄色葡萄球菌、溶血性链球菌等

肠年轻，人就年轻

肠道是有"年龄"的，肠道的年龄决定了人的健康状况和容颜，肠龄老会导致面容老化、便秘、腹泻等。

肠道内双歧杆菌等有益菌多，肠龄就年轻。如果有害菌多，那么肠龄就老化。肠龄是可以调节的，通过合理饮食、排解不良情绪、合理运动等，能让肠道保持年轻态。

肠胃不适的信号

　　肠胃健康受生活方式、饮食方式、情绪等的影响很大，当这些因素发挥负面作用时，肠胃的正常功能会受到影响，引发肠胃病。那么，出现哪些情况时，表明肠胃可能出问题了呢？

烧心

表现

位于上腹部或下胸部的一种烧灼或发热的感觉，同时伴有反酸的症状。

可能预示的肠胃病

反流性食管炎、幽门不全梗阻、消化性溃疡等。

腹泻

表现

排便次数明显超过平时，且粪质稀薄、含水量增加，或含有未消化的食物、脓血、黏液和脱落的肠黏膜等。

可能预示的肠胃病

肠炎、急性痢疾。

腹痛

表现

进食中或进食后出现腹部疼痛，常伴有恶心、呕吐；突然性的上腹疼痛，甚至有坐卧不安、面色苍白、出冷汗、四肢发冷的情况。

可能预示的肠胃病

胃痉挛、胃肠穿孔、急性腹膜炎、阑尾炎等。

腹胀

表现

在吞咽食物时如果吸入过多空气，或因为消化、吸收功能不良而导致肠道内气体过多，且气体又不能排出体外。

可能预示的肠胃病

胃炎、肠道梗阻、胆囊炎、肝炎、胰腺疾病、功能性消化不良等。

食欲缺乏

表现

没有想吃东西的欲望就是食欲缺乏。引起食欲缺乏的原因很多，如饥饱不均、情绪紧张、暴饮暴食、酗酒吸烟、吃过多生冷食物。

可能预示的肠胃病

急性或慢性胃炎、肿瘤、神经性厌食等。

恶心、呕吐

表现

恶心和呕吐总是同时出现，恶心是一种可以引起呕吐冲动的胃内不适感，主要表现为上腹部不适及胀满感，对食物感到厌恶。呕吐表现为呕吐食物、呕吐清涎，也有的只是作呕而没有东西吐出。

可能预示的肠胃病

慢性胃炎、幽门梗阻或肠道梗阻、胆囊炎、胰腺炎等。

便秘

表现

排便次数减少、粪便量减少、粪便干结、排便费力等。有些人由于环境、饮食、生活习惯的改变会发生便秘，但随着饮食、生活习惯的恢复，大便很快恢复正常。如果便秘持续6个月以上，即为慢性便秘。

可能预示的肠胃病

肠胃功能神经紊乱、结肠癌、直肠炎等。

便血

表现

血液从肛门排出，大便带血或全为血便，颜色呈鲜红、暗红或柏油样，均称为便血。

可能预示的肠胃病

食管静脉曲张、胃炎、胃溃疡、胆结石、肿瘤、溃疡性结肠炎等。

大便与肠胃的关系

经过肠道排泄出来的大便，是肠胃健康的晴雨表。日常生活中，我们要养成良好的排便习惯，同时多留心观察自己大便的颜色、形状、气味、次数等，一旦发现异常，及时咨询治疗。

健康大便的标准

颜色	大便的颜色受进食食物的种类影响，但整体上应呈棕褐色、黄褐色。如果进食了某种食物后大便出现特别的颜色，比如进食大量蔬菜后大便呈绿色，在停止进食这种食物后应恢复正常，否则即为异样。
形状	香蕉形、金字塔形均为正常大便。
硬度	软硬适中，含水量在 60%~75%。
重量	直径 2~3 厘米，重量约 250 克，总长度约 15 厘米。
频率	每天不超过 3 次，每周不少于 3 次。
密度	从肛门分两三条排出，柔和滑出，沉入水中，不会浮在表面。
时间	5~10 分钟内排泄完毕，不需要过分用力，有充分的黏液包裹，排便感觉很顺畅，不会有残留便意。

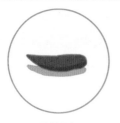

香蕉形

金字塔形

注：一般来说，老年人由于胃肠蠕动功能不好，在排便时间、间隔上都会稍微长一些。

不同形状的大便反映出不同的肠胃状况

大便稀薄	可能是小肠性腹泻
大便呈绿豆汤样	多见于沙门菌感染
大便呈蛋花样	多见于婴幼儿腹泻（轮状病毒感染）
大便中有黄白色凝块	多见于消化不良
大便呈蛋清样	多见于白色念珠菌感染
大便伴鲜血	常见于肠道出血性疾病，如痢疾、痔疮、直肠癌等
大便呈黑色柏油样	多见于上消化道出血
大便呈棕黑色球状硬便	多见于便秘

怎样养成良好的排便习惯

● **定时排便**

可以根据个人的生活习惯养成每天定时排便的习惯。一般晨起或早餐后最容易产生便意，每天可在这些时间段排便。

● **专心排便**

不要在排便的时候看书、看手机等，这样会导致便意迟缓或消失，造成排便延迟，容易导致肛周血管、组织因长时间受到挤压出现血液瘀积、血管曲张，诱发痔疮等肛肠疾病。

影响肠胃功能的几大因素

饮食因素 ────────
饮食不规律，暴饮暴食，长期进食高脂肪、高蛋白食物，嗜好辛辣食物，酗酒等都会对胃肠道产生不良的刺激。

遗传因素 ────────
一些消化性疾病，如溃疡性结肠炎、慢性萎缩性胃炎等，都具有明显的遗传特性。

精神因素 ────────
紧张、愤怒、焦虑、恐惧、压力过大等情绪会使胃肠的正常功能受到影响，比如导致胃酸和胃蛋白酶分泌过多，破坏胃黏膜，引发胃溃疡；还容易导致肠蠕动减弱、肠液分泌减少，进而引发便秘等。

免疫因素 ────────
一些免疫反应会导致肠道菌群失调，同时由于免疫失调，免疫系统误将自身的胃黏膜和腺体或肠壁组织破坏，导致胃黏膜萎缩和肠道炎症。

生活因素 ────────
生活不规律，经常熬夜，过度劳累等都容易导致肠胃功能紊乱。

疾病因素 ────────
很多全身性疾病会诱发或加重胃肠病，如糖尿病、甲亢等，有合并慢性萎缩性胃炎的可能。

PART 1

营养素推荐

从根源处掌控
肠胃健康

膳食纤维 肠道的"清洁工"

每日推荐摄入量: 25 克

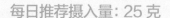

25 克
膳食纤维 ≈ + +

燕麦 150 克　　　豌豆（干）110 克　　　黄豆 35 克

对肠胃的益处

膳食纤维分为可溶性膳食纤维和不溶性膳食纤维两种，二者都具有改善肠内环境的功能。可溶性膳食纤维能够在肠胃中缓慢移动，增加饱腹感，防止进食过量而造成肠胃负担过大。不溶性膳食纤维遇水会膨胀，使肠道废物体积变大、变软，促进肠道蠕动和排便。

最佳营养搭配

☺ **膳食纤维 + 水** = 提高膳食纤维的润肠效果

☺ **膳食纤维 + 低脂动物性蛋白质** = 降低胆固醇的吸收

哪些人需要补膳食纤维

- 肥胖、容易便秘者。
- 大肠癌患者。
- 胆结石、心血管疾病患者。
- 血脂异常患者。

摄入须知

- 日常吃精白米面较多者，在制作时可以按照 3 : 1 或 4 : 1 的比例掺入一些豆类或粗粮。
- 水果和蔬菜打汁饮用时，不要滤渣。

常见食物来源

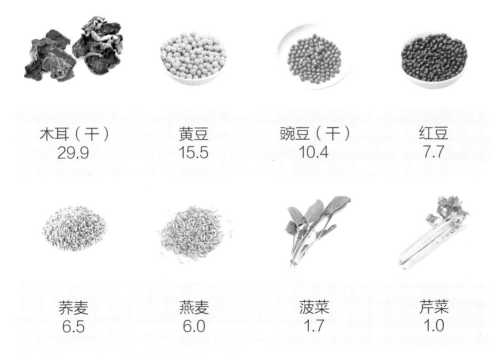

木耳（干） 29.9	黄豆 15.5	豌豆（干） 10.4	红豆 7.7
荞麦 6.5	燕麦 6.0	菠菜 1.7	芹菜 1.0

注：为每 100 克可食部含量（单位：克）。

维生素A

保护胃黏膜，
有效防溃疡

每日推荐摄入量：成年男性 800 微克，成年女性 700 微克

700~800 微克
维生素 A

$\approx$

菠菜 170 克

+

胡萝卜 100 克

对肠胃的益处

维生素 A 能促进消化，还参与胃黏膜上皮组织的正常代谢，可保护胃黏膜，对胃溃疡有预防和辅助治疗作用。

最佳营养搭配

☺ **维生素 A + 脂肪** = 促进维生素 A 的吸收和利用

哪些人需要补维生素A

• 患有消化系统疾病、胃肠部分切除者。

• 大量用眼的人。

• 孕妇及哺乳期女性。

摄入须知

- β - 胡萝卜素进入人体后可转化成维生素 A，因此在饮食中，除了进食富含维生素 A 的动物性食物外，还要适当食用富含 β - 胡萝卜素的蔬菜、水果、谷豆等。

- 维生素 A 属于脂溶性物质，即可溶解在脂肪里，因此含有这种物质的食物最好熟吃，用食用油烹饪，或与肉类一起烹饪，以利于维生素 A 的吸收利用。

常见食物来源

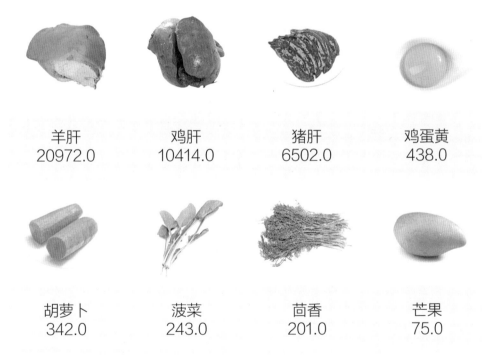

羊肝	鸡肝	猪肝	鸡蛋黄
20972.0	10414.0	6502.0	438.0
胡萝卜	菠菜	茴香	芒果
342.0	243.0	201.0	75.0

注：为每 100 克可食部含量（单位：微克）。

维生素B₁ 促蠕动，增食欲

每日推荐摄入量：成年男性 1.4 毫克，成年女性 1.2 毫克

1.2~1.4 毫克
维生素 B₁ ≈

 + +

豌豆（鲜）150 克　　猪瘦肉 75 克　　小米 50 克

对肠胃的益处

维生素 B₁ 是重要的辅酶，主要参与糖类及脂肪的代谢，可以帮助葡萄糖转变成热量，从而有利于肠胃对食物的吸收；还能抑制胆碱酯酶的活性，有利于胃肠的正常蠕动和消化腺的分泌，增加食欲。

最佳营养搭配

☺ **维生素 B₁+ 烟酸** = 维持营养均衡

哪些人需要补维生素B₁

• 饭后需要服用胃酸抑制剂的人。

• 爱喝酒的人。

• 爱吃甜食的人。

摄入须知

- 淘米的次数不要过多，煮粥时不要加碱。维生素 B_1 在谷类中的含量较多，因为维生素 B_1 极易溶于水，因此在淘米时淘洗次数不宜过多，以免致其流失。同时，煮粥的时候最好不要加碱，因为维生素 B_1 在碱性环境下容易被破坏。
- 食用粗加工的谷物。维生素 B_1 大多存在于谷物的外壳中，因此最好食用碾磨不太精细的谷物，以防止维生素 B_1 缺乏。

常见食物来源

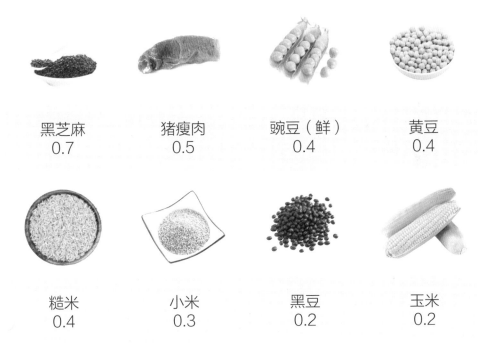

黑芝麻
0.7

猪瘦肉
0.5

豌豆（鲜）
0.4

黄豆
0.4

糙米
0.4

小米
0.3

黑豆
0.2

玉米
0.2

注：为每 100 克可食部含量（单位：毫克）。

维生素C 促消化，防癌

每日推荐摄入量：100 毫克

---

100 毫克
维生素 C ≈ +

鲜枣 30 克　　柿子椒 21 克

对肠胃的益处

维生素 C 可加速胃肠蠕动，促进消化；保护肠胃及增强肠胃的抗病能力；还能预防胃癌、结肠癌等多种消化系统癌症。

最佳营养搭配

☺ **维生素 C ＋ 维生素 E** = 护肤，缓解压力
☺ **维生素 C ＋ 蛋白质** = 抗压，美肤，防黑斑

哪些人需要补维生素C

• 贫血、坏血病患者。

• 容易疲倦的人。

• 皮肤粗糙、有色斑的人。

• 白内障患者。

- 嗜烟、在污染环境下工作的人。
- 从事高强度劳动或剧烈运动后的人。

摄入须知

- 维生素 C 广泛存在于新鲜蔬果中，每天喝一杯鲜榨蔬果汁可以获取丰富的维生素 C，比如苹果、梨、猕猴桃、彩椒等都是很好的打汁原料。注意蔬果汁不要去渣。
- 维生素 C 是水溶性维生素，并且不耐高温，因此在烹饪蔬菜时要现做现洗，现洗现切，用大火快炒，以避免维生素 C 的流失。

常见食物来源

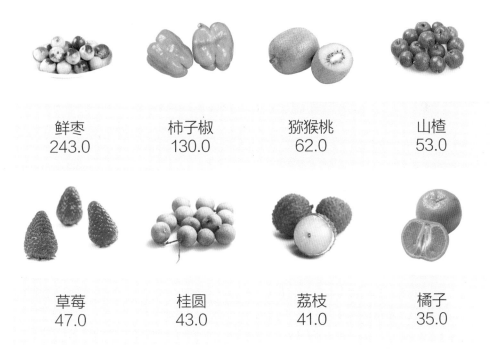

鲜枣	柿子椒	猕猴桃	山楂
243.0	130.0	62.0	53.0
草莓	桂圆	荔枝	橘子
47.0	43.0	41.0	35.0

注：为每 100 克可食部含量（单位：毫克）。

维生素E 提高抵抗力，抑菌

每日推荐摄入量：14 毫克

14 毫克
维生素 E ≈ +

黄豆 32 克   葵花子仁 10 克

对肠胃的益处

维生素 E 可防止脂质氧化，提高溃疡患者的胃黏膜抵抗力，促进溃疡面的愈合；还能抑制幽门螺杆菌的生长，降低溃疡病愈合后的复发率。

最佳营养搭配

☺ **维生素 E + 维生素 A** = 抗衰老，防癌

哪些人需要补维生素E

• 体质虚弱、多病者。

• 早衰者，肿瘤患者。

- 营养不足、缺乏活力者。
- 性欲低下、月经不调、不孕人群。
- 心血管病患者。
- 孕妇及哺乳期女性。

摄入须知

- 维生素 E 在植物油中的含量很高，比如花生油、大豆油等，日常饮食中应以植物油为主，每天 25 克为宜。
- 维生素 E 高温加热会遭到破坏，因此在烹调富含维生素 E 的食物时尽量大火快炒，并且最好不要用油炸、油煎的方式。

常见食物来源

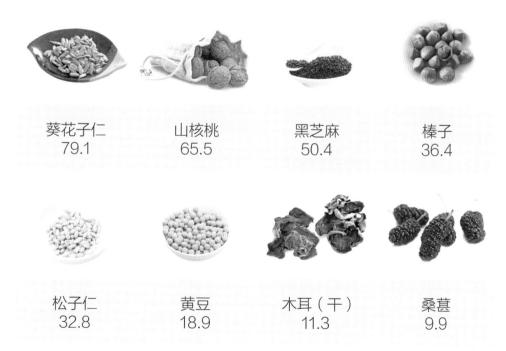

| 葵花子仁 | 山核桃 | 黑芝麻 | 榛子 |
| 79.1 | 65.5 | 50.4 | 36.4 |

| 松子仁 | 黄豆 | 木耳（干） | 桑葚 |
| 32.8 | 18.9 | 11.3 | 9.9 |

注：为每 100 克可食部含量（单位：毫克）。

镁 护胃肠，助消化

每日推荐摄入量：330 毫克

330 毫克
镁 ≈ +

口蘑 156 克　　黄豆 35 克

对肠胃的益处

镁具有维护胃肠道功能的作用，可以帮助消化，提高肠胃对营养物质的吸收。

最佳营养搭配

☺ **镁** + **钙** = 促进钙的吸收

☺ **镁** + **氨基酸** = 促进镁的吸收

哪些人需要补镁

• 精神紧张、剧烈运动的人。

• 经前不适、长期服用避孕药的人。

• "三高"人群。

- 酗酒的人。
- 长期服用利尿药的人。

摄入须知

- 镁在粗粮、坚果中含量丰富，而精制食品、加工食品中的镁含量一般较低，长期以精制食品为主的人要注意补充镁。
- 水本身含有矿物质镁，水还是很重要的溶剂，有助于镁等物质的代谢、吸收。进食富含镁的食物时，要适当多饮水。

常见食物来源

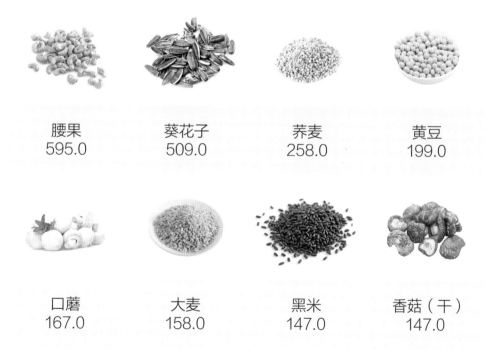

腰果
595.0

葵花子
509.0

荞麦
258.0

黄豆
199.0

口蘑
167.0

大麦
158.0

黑米
147.0

香菇（干）
147.0

注：为每100克可食部含量（单位：毫克）。

钾 预防肠麻痹和厌食症

每日推荐摄入量: 2000 毫克

2000 毫克
钾
≈

香蕉 350 克
+

番茄 249 克
+

土豆 190 克

对肠胃的益处

钾能够促进肠胃蠕动，预防肠麻痹，辅治厌食症及多种消化系统疾病。

最佳营养搭配

☺ **钾 + 钠** = 钾能帮助肾脏排钠，抵消钠对人体的伤害，有助于调节血压

哪些人需要补钾

- 节食或通过利尿减肥者。
- 经常饮酒和喝浓咖啡的人。
- 爱吃甜食的人。
- 服用利尿剂的高血压患者。

摄入须知

- 蔬菜、水果、薯类是钾的好来源。大部分食物中都含有钾，但优选从蔬菜、水果和薯类中获取，尤其是高血压患者，可以通过进食薯类代替主食来达到补钾的目的。

常见食物来源

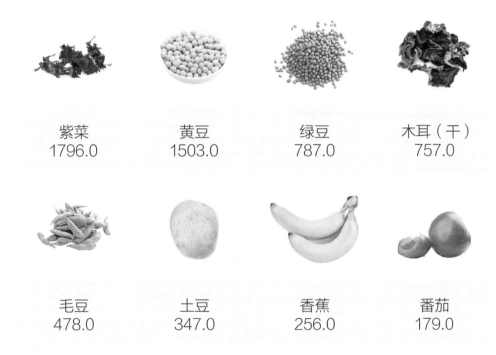

紫菜
1796.0

黄豆
1503.0

绿豆
787.0

木耳（干）
757.0

毛豆
478.0

土豆
347.0

香蕉
256.0

番茄
179.0

注：为每 100 克可食部含量（单位：毫克）。

锌 提高味觉敏感度，促进食欲

每日推荐摄入量：男 12.5 毫克，女 7.5 毫克

12.5 毫克
锌

≈

口蘑 55 克

+

牡蛎 80 克

对肠胃的益处

锌有助于改善胃肠的消化功能，提高味觉敏感度，促进食欲；对胃酸分泌有促进作用，有抗溃疡作用。

最佳营养搭配

☺ **锌** ＋**蛋白质** ＝ 促进发育，预防感冒，促进伤口愈合

哪些人需要补锌

• 前列腺疾病、糖尿病、慢性胃肠疾病患者。

• 月经不调者。

• 湿疹患者。

• 流汗过多、酗酒者。

• 食欲不佳者。

摄入须知

- 海产品是补锌的好选择。锌的来源广泛，如瘦肉、豆类、坚果种子等，尤以海产品中含量最为丰富，比如牡蛎、扇贝、蛤蜊、紫菜等，植物性食物中的锌往往受膳食纤维、植酸等影响而不易被人体吸收，因此补锌首选海产品。

常见食物来源

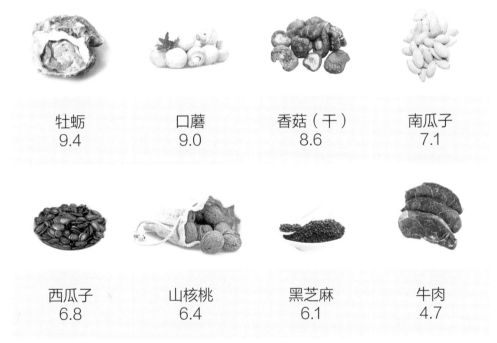

牡蛎
9.4

口蘑
9.0

香菇（干）
8.6

南瓜子
7.1

西瓜子
6.8

山核桃
6.4

黑芝麻
6.1

牛肉
4.7

注：为每 100 克可食部含量（单位：毫克）。

硒 预防胃黏膜坏死，抗癌

每日推荐摄入量：60 微克

60 微克
硒
≈

鸡腿菇（干）100 克
+

鲈鱼 100 克
+
鹌鹑蛋 45 克

对肠胃的益处

硒能有效抑制活性氧生成，清除体内自由基，阻止胃黏膜坏死，促进黏膜修复和溃疡面的愈合，预防胃炎、胃溃疡等消化系统病变。

最佳营养搭配

☺ **硒 + 维生素 E**= 抗衰老，预防癌症与心脏病

哪些人需要补锌

• 癌症患者。

• 常接触化学制剂、重金属的人。

- 克山病、肝病、肠胃病、心血管病、糖尿病患者。
- 易疲劳者，酗酒者。

摄入须知

- 人体自身不能合成硒，必须从食物中获取。一般来讲，高蛋白质食物中含硒量大于低蛋白质食物，尤以海产品、蛋类和肉类中含量为多，日常饮食中可以有针对性地进行补充。

常见食物来源

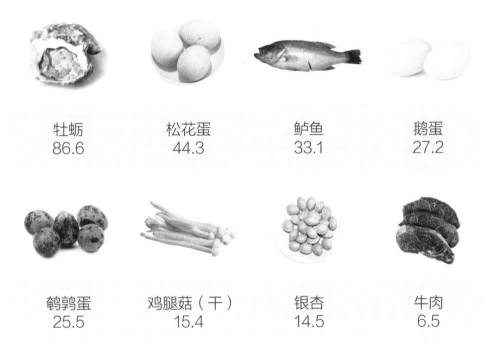

牡蛎 86.6	松花蛋 44.3	鲈鱼 33.1	鹅蛋 27.2
鹌鹑蛋 25.5	鸡腿菇（干） 15.4	银杏 14.5	牛肉 6.5

注：为每100克可食部含量（单位：微克）。

水分 净化肠胃，软化粪便

每日推荐摄入量：1500~1700 毫升

1500~1700 毫升
水
= + +

1000 毫升水　　　250 克冬瓜　　　300 克西瓜

对肠胃的益处

水可以迅速有效地清除体内的酸性代谢产物和各种有害物质，起到净化肠胃、促进消化的作用，对肠道菌群的建立也十分有利。而且当大便中的水分含量过少时会变得非常坚硬，因此要补充充足的水分来软化粪便，防止便秘。

最佳营养搭配

☺ **水分 + 膳食纤维** = 使大便松软、促进排便

哪些人需要补水

- 在高温下工作的人。
- 大量出汗者。
- 感冒发热者。
- 老年人。
- 便秘者。

摄入须知

• 补充水分不一定只是饮水，在以饮水为主的基础上，还可以通过饮用纯果汁、花草茶、牛奶等饮品来补充水分，一日三餐中的汤、粥等也是补水的方式。但是要尽量避免饮用过多的浓咖啡和可乐等碳酸饮料，含糖高的饮料更要适可而止，因为饮用含糖高的饮料会摄入过多热量，导致肥胖，饮后不注意刷牙漱口，还极易损害牙齿健康。

常见食物来源

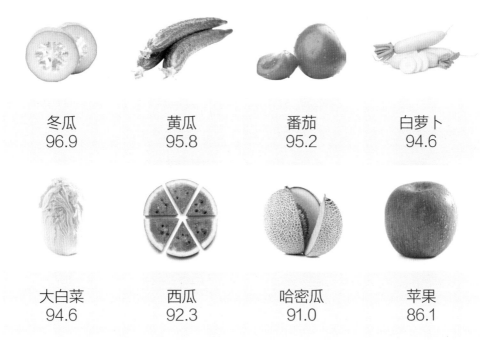

冬瓜
96.9

黄瓜
95.8

番茄
95.2

白萝卜
94.6

大白菜
94.6

西瓜
92.3

哈密瓜
91.0

苹果
86.1

注：为每100克可食部含量（单位：克）。

饱和脂肪酸 增加消化负担

对肠胃的危害

饱和脂肪酸会导致体内胃酸分泌过多，容易引发胃酸反流。同时，饱和脂肪酸还会增加肠胃负担，不易于消化，阻碍营养吸收。

限饱和脂肪酸的方法

- 用植物油代替动物油。
- 少吃或不吃肥肉。
- 吃肉的时候去掉肉皮和脂肪层。

警戒食物来源

猪皮、鸡皮、猪油、牛油、奶油、肥肉、香肠、动物内脏。

反式脂肪酸 增加肠胃负担

对肠胃的危害

反式脂肪酸虽然能使食物变得更可口，但会损害肠道健康，它在人体内的代谢时间很长，会增加肠胃负担。

限反式脂肪酸的方法

- 烘焙食品一般都含有反式脂肪酸，应该尽量少吃。

警戒食物来源

奶油蛋糕、起酥面包、夹心饼干、代可可脂巧克力等。

PART 2

饮食习惯推荐

做好细节 养好肠胃

饮食均衡多样

　　平衡膳食是身体健康的基础。《中国居民膳食指南（2016）》修订专家委员会根据中国居民膳食的特点，按照平衡膳食的原则，推荐了中国居民各类食物适宜的摄入量，并以宝塔的形式表现出来，这就是"中国居民膳食宝塔"。它能够帮助我们合理选择食物，保证品种多样化，按照科学的搭配方法和比例来搭配膳食。

油（每日 25 ～ 30 克）
盐（每日不高于 6 克）

奶及奶制品（每日 300 克）
大豆及坚果（每日 25 ～ 35 克）

畜禽肉类（每日 40 ～ 75 克）
水产类（每日 40 ～ 75 克）
蛋类（每日 40 ～ 50 克）

蔬菜类（每日 300 ～ 500 克）
水果类（每日 200 ～ 350 克）

谷薯类（每日 250 ～ 400 克）

水（每日 1500 ～ 1700 毫升）

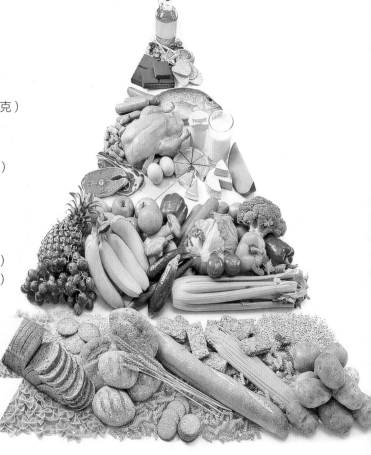

补充益生菌

益生菌是一种活的微生物，对维持肠道菌群的平衡具有非常重要的意义。益生菌数量的多少是肠道环境健康的关键。

益生菌能抑制致病菌的繁殖，避免部分肠道疾病的发生。因此，适量补充益生菌对预防肠道疾病很有好处。

主要来源	酸奶、奶酪、泡菜、味噌等。
对肠道的好处	1. 维持良好的肠道环境，延缓肠道老化。 2. 促进肠道蠕动、促使粪便排出。 3. 抑制有害菌的生长。 4. 预防大肠癌。
益生菌的其他益处	1. 激活免疫系统，提高人体免疫力，延缓衰老。 2. 预防肝硬化、糖尿病、血脂异常和冠心病。
如何增加	1. 膳食纤维是肠内益生菌的"食物"，能为益生菌提供良好的生长环境，因此饮食中要注意摄入膳食纤维。 2. 补充酸奶、奶酪等。 3. 不过量摄取蛋白质和脂肪。
哪些人不宜补充	刚做完胃肠道手术的患者和重症胰腺炎患者不宜过量补充，以免加重病情。

一日三餐饮食推荐

规律饮食，按时按点

胃肠道的活动，如收缩、蠕动、分泌等都是有规律、有顺序的，因此，要养成规律饮食的习惯。如果总是在该进食的时候不及时补充食物，很容易使肠胃受损；如果在不该进食的时候又吃进去不少食物，就会加重消化系统负担。长此以往，会打乱胃肠道正常的消化规律，诱发或加重相应的肠胃疾病。

正常人的饮食是一日三餐，某些疾病患者可能会少食多餐，每天安排四餐或五餐。无论哪种情况，无论学习工作多忙，都一定要定时定量、规律饮食。

早餐是肠道的启动按钮，一定要好好吃

经过一夜睡眠，早晨肠胃内几乎空无一物了，这时需要立即补充营养。不吃早餐会引起饥饿，到午餐时如果吃得太多，又会增加肠胃的负担，导致消化不良、胃炎等症。

晚餐最好清淡些，以免加重肠胃负担

晚餐吃得太晚、太腻、太饱，都对肠胃十分不利。晚餐吃得过多，直接结果就是体重增加，进而导致肥胖，引发其他慢性病。而且，晚上人体新陈代谢速度减慢，吃得过饱会增加肠胃负担，不利于消化吸收，也会影响睡眠质量。

喝对茶，养好胃

茶分很多种类，如绿茶、红茶、青茶等。在各类茶中，发酵茶，比如红茶和普洱茶，是温性茶，胃不好的人也可以适当饮用。此外，发酵茶经过发酵烘制而成，茶多酚含量减少，对胃刺激减少，还能促进消化，减轻肠胃负担。而绿茶属不发酵茶，性偏凉，胃寒的人不宜饮用，否则会引起胃部不适。

红茶比较适合冬天饮用，饮用的时候加入适量红枣、桂圆或者牛奶，养胃效果更好。

适当饮用普洱茶，对胃有一定的保护作用。此外，普洱茶还有促进肠道蠕动、清肠刮油的作用，长期饮用有助于通便、预防便秘，尤其适合肥胖人群。

需要注意的是，茶首先不要空腹饮用，以免引起肠胃不适；其次不要饮用过浓的茶，因为浓茶含有大量的茶碱等物质，长期饮用可能会引起消化不良等症状。

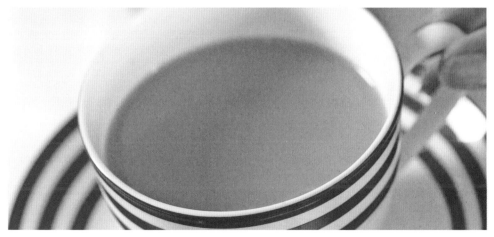

喝红茶的时候加入牛奶可以调出浓郁的奶茶气息，冬季饮用，暖胃效果好。

何时吃水果，因人而异

根据"中国居民膳食平衡宝塔（2016）"，每天应进食新鲜水果 200~350 克。那么水果到底应该饭前吃还是饭后吃呢？

对于肠胃健康的人，吃水果只需遵循自己的习惯即可，饭前吃可以，饭后吃也无妨，甚至正餐时吃些水果也没问题。

只是建议那些需要控制体重的人，最好饭前吃水果，可以增强饱腹感，减少正餐的进食量，避免发胖。而对于那些瘦弱、食欲不振的人，建议最好饭后吃水果，以免饭前吃大量水果影响正餐进食量。

而肠胃功能不好的人，吃水果时应稍加注意。如果胃酸过多，最好不要空腹吃酸度高和鞣酸含量高的水果，比如菠萝、山楂等。有些水果，比如猕猴桃、桑葚、草莓等有促消化、通便的作用，容易腹泻的人不宜多吃；相反，便秘的人可以适当多吃。

咀嚼是消化的第一步，吃饭要细嚼慢咽

细嚼慢咽能促使唾液分泌量增加。唾液中含有大量消化酶，可在食物进入胃之前对食物进行初步的消化，有利于保护胃黏膜。如果进食过快，容易导致食物在口腔内没有经过充分研磨就进入胃肠，不仅加大食管输送的难度，还会加重胃肠道的消化负担，容易导致胃溃疡和胃炎。

另外，细嚼慢咽时可使食物进入肠胃的速度变慢，能使大脑及时发出吃饱的信号；而如果进食过快，当大脑发出停止进食的信号时，往往已经吃得过饱了，容易导致热量摄入过多，引发肥胖。

进餐最好这样做

食物温度要适中，不要过烫或过冷

　　人体器官中，口腔的耐高温能力最强，虽然温度高的食物口腔能勉强接受，可一旦进入胃肠道，就会烫伤胃肠道黏膜。如果经常吃过烫的食物，黏膜损伤尚未修复又受损伤，容易形成浅表性溃疡。消化道黏膜被烫伤后会刺激黏膜增生，留下的瘢痕和炎症可能会引起恶性病变。有研究发现，食管癌、胃癌等疾病的发生都与慢性炎症有关，而爱吃过烫的食物是炎症的主要诱因。

　　同样，胃也不喜欢过冷的食物，比如冷饮、冰镇西瓜等，食后会让胃产生应激反应。更不要冷热交替进食，一冷一热很伤胃。胃喜欢温热的食物，饭菜、汤饮的温度尽量在37℃左右。

进餐时保持轻松愉快的心情

　　人的肠胃很容易受情绪的影响。愉快的情绪能促进食欲，有利于消化液的分泌，还能增强胃肠的消化和吸收功能。而人在愤怒、伤感、忧郁的时候，食欲会明显降低，还会影响食物的摄取和消化。如果勉强进食，吃下也难以消化，甚至会引起胃胀、胃痛等。

　　因此，进食时一定要保持好心情，避免在餐桌上谈论不愉快的事和发生争吵，更不要在进餐时批评、训斥孩子，以免影响孩子进食。

这些饮食习惯要避免

水果拿来就吃，蔬菜清洗不彻底

饮食一定要把好入口关，不洁食物中含致病微生物，如幽门螺杆菌，它不但是慢性胃炎最主要的病因，还可引起胃溃疡、十二指肠溃疡甚至胃癌。因此饮食一定要注意卫生，水果要彻底洗净或者洗净去皮后食用，以防吃进去残留的农药等有毒物质；蔬菜特别是叶类蔬菜最好用淡盐水浸泡15分钟左右，再用流水洗净后烹饪。

经常大量吃辛辣刺激性食物

辛辣刺激性食物主要包括辣椒、花椒、葱、蒜等，经常过量食用会刺激胃肠道黏膜及溃疡面，导致黏膜充血、水肿，刺激末梢神经产生痛感，甚至会导致胃肠炎、胃出血等疾病。因此，肠胃不好的人最好不要吃辛辣食物，葱、蒜等也不宜空腹大量食用，尤其不宜生吃，可少量用于调味或熟吃。

盐和隐形盐吃得太多

饮食中钠盐摄入过多，不仅容易引发高血压、加重糖尿病，还因为钠盐的渗透压高，易使胃黏膜受损而引发胃炎或溃疡。同时，高盐食物中含有大量硝酸盐，与食物中的胺结合成亚硝酸铵，具有极强的致癌性。因此，每天盐的摄入量要少于6克。

除了减少饮食中盐的摄入量以外，还要少吃含盐高的食物，如咸肉、咸鱼、咸菜、酱菜等腌制食品，鸡精以及加入发酵粉或小苏打制成的面食、糕点等也含有一定的钠盐。尤其需要注意的是，挂面中含盐量很高，不宜经常食用，食用时不要额外加盐，且尽量少喝面汤。

要么不吃，要么暴饮暴食

如果吃饭的时候吃很多，甚至把两顿、三顿的量合成一顿吃，一次性进食太多，会影响食物的消化和吸收，尤其对于胃肠道疾病患者来说，会增加消化系统负担，进一步加重病情。

暴饮暴食会导致大量食物突然进入胃，一旦超过胃容量可引起胃扩张甚至胃破裂；暴饮暴食还会刺激胃酸大量分泌，容易引起消化道溃疡、腹泻或便秘等症。对已有胃病的人来说，暴饮暴食会加重病情。

此外，总是饥一顿饱一顿，最容易导致体内脂肪堆积，引发脂肪肝、肥胖等症。

吃饭的最佳状态是按时按点，每餐七成饱，既能消除饥饿感，也不会给肠胃带来太大负担。

吃饭过快过急

吃饭的时候一次进食过多，或者特别着急、狼吞虎咽，这对肠胃健康是非常不利的，会使胃肠时刻处于紧张的工作状态。而胃黏膜上皮细胞每 2~3 天就需要自行修复一次，如果一直处于工作状态，胃黏膜长期得不到修复，就会受损，引发胃炎。

经常吃汤泡饭

首先，吃汤泡饭虽然便于吞咽，但由于汤的润滑作用，人的咀嚼次数降低，而没有经过仔细咀嚼的食物进入肠道，会造成消化负担。其次，汤泡饭看上去软化米粒，其实只是米饭外层的组织被软化了，内部依旧很硬，不能等同于粥。长期吃汤泡饭，未经过充分咀嚼的食物进入胃，会刺激胃黏膜，容易引发胃溃疡、胃胀、胃痛等症。

经常吃剩饭剩菜

剩饭的主要成分是淀粉，冷却后的剩饭重新加热后，无法达到第一次烹煮时的糊化程度，肠道不能很好地消化和吸收，经常吃剩饭容易导致消化不良。

剩菜，尤其是常温下放置的隔夜剩菜极易受到细菌污染，进食后容易诱发胃肠炎。而且剩菜经过长时间存放，其中的维生素已经被氧化，亚硝酸的含量大大增加，进食后会导致亚硝酸进入人体，在胃液的作用下转变成亚硝酸盐，有可能导致胃癌。剩饭剩菜如果被反复加热，营养成分流失越多，对健康越不利。

因此，最好吃多少做多少，避免吃剩饭剩菜，特别是婴幼儿、老年人、胃肠道疾病患者。

空腹喝碳酸饮料、咖啡

碳酸饮料中含有的碳酸可促进胃液分泌，空腹喝极易造成胃黏膜糜烂。碳酸饮料中还富含大量的二氧化碳，大量喝下后容易引起腹胀，影响人的食欲，造成胃肠功能紊乱。碳酸饮料中还含有大量糖分，长期饮用会导致肥胖。因此，碳酸饮料不仅不宜空腹喝，非空腹状态下也不宜多喝。

咖啡中含有一种强有力的胃液分泌剂，空腹饮用时会刺激胃分泌胃酸，但是此时胃内没有食物可供胃酸消化，就会导致胃壁受损，长期下去可导致胃溃疡。因此，咖啡最好饭后适量饮用，可促进消化，还要注意不宜喝浓咖啡。

过量饮酒

长期或过量饮酒，可使食管黏膜受到刺激而充血、水肿，引发食管炎。酒精中的乙醇可破坏胃黏膜的保护层，刺激胃酸、胃蛋白酶增加，引起胃黏膜充血、水肿和糜烂，继而发生急、慢性胃炎和消化性溃疡。

患有慢性胃炎、消化性溃疡的患者更不宜饮酒，由于其胃黏膜本身的自我保护、防御功能较差，即使饮用少量或低度的酒，也会使胃黏膜遭到破坏，加重病情。

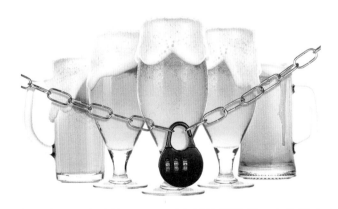

正常人也一定不要空腹饮酒，否则会损伤胃黏膜。空腹状态下，胃正在等待吸收食物，这时喝酒，胃就会大量吸收酒精，而酒精需要通过肝脏分解，也大大增加了肝脏的负担。

饭后来支烟

吸烟本来就有害健康，饭后吸烟危害程度更大。这是因为人在进食后，消化系统忙于消化食物和吸收营养，胃肠的蠕动速度加快，血液循环也加快，此时吸烟，有害物质会被肺和全身组织大量吸收，带来比平时吸烟更大的伤害。饭后吸烟还可使胆汁分泌过多，使胰蛋白酶和碳酸盐的分泌受到抑制，影响食物的消化和吸收。

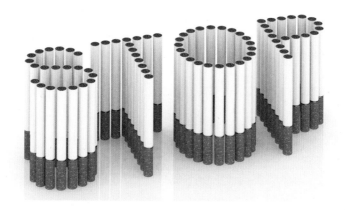

不分症状都喝粥调养

粥属于软烂、易消化的食物，但是不能一概而论，认为所有胃病患者都适合喝粥。对于萎缩性胃炎患者来说，胃酸分泌不足，经常喝粥可促进胃酸分泌，促进消化。但对于胃酸分泌过多的人来说，经常喝粥不仅不能改善状况，可能还会加重病情。

粥属于流食，能让胃迅速膨胀，导致胃的蠕动变慢，如果同时吃其他食物，会影响对食物的消化吸收。因此，对于某些特殊疾病患者来说，可短期喝粥来调养，但并不是所有人都适合喝粥养胃。

日常饮食推荐

科学饮食
调理肠胃

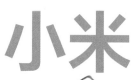

小米

养胃，促进食欲

性味归经		
性微寒，味甘、咸；归脾、胃、肺经。	热量	361 千卡
	蛋白质	9.0 克
	脂肪	3.1 克
推荐用量	碳水化合物	75.1 克
每餐 30 克	维生素 B_1	0.3 毫克
注：每100 克可食部含量；推荐用量为生重。下同。	维生素 E	3.6 毫克
	膳食纤维	1.6 克

为什么推荐吃

促进胃肠蠕动

小米富含维生素 B_1、维生素 E 等，可以调节肠道细菌，保护胃肠道黏膜，促进肠道蠕动，肠胃不好的人可以多喝小米粥。

人群须知

推荐人群： 失眠、体虚者以及脾胃虚弱、食不消化、反胃呕吐者。

慎食人群： 气滞者及小便清长者。

膳食巧搭配

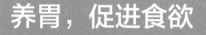

小米　　😊　　山药

健脾养胃

营养师支招

小米常用于熬粥，最好搭配山药、大米、紫米、红豆、绿豆、花生、红枣等一起煮，这样营养更丰富，有更好的保健效果。

小米山药粥　养胃护胃、防便秘

材料　小米 60 克，山药 50 克，大米 20 克，枸杞子 5 克。

做法

1 山药去皮，洗净，切小丁；枸杞子洗净；小米和大米分别淘洗干净。

2 锅置火上，倒入适量清水烧开，下入小米和大米，大火烧开后转小火煮至米粒八成熟，放入枸杞子、山药丁煮至粥熟即可。

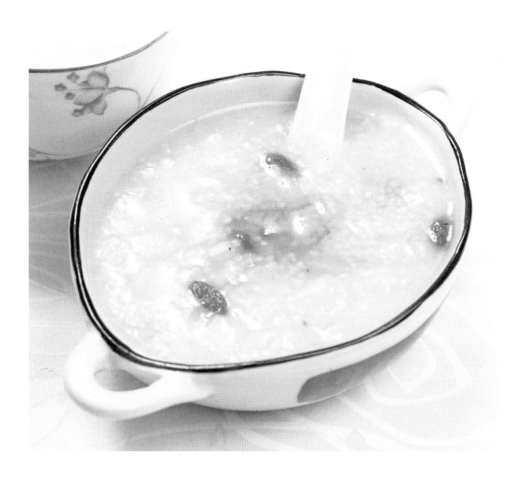

大米

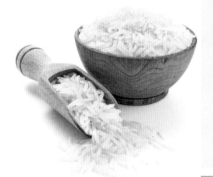

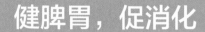

健脾胃，促消化

性味归经	热量	346 千卡
性平，味甘；归脾、胃、肺经。	蛋白质	7.9 克
	脂肪	0.9 克
推荐用量	碳水化合物	77.2 克
每餐 50 克	维生素 B_1	0.1 毫克
	维生素 E	0.4 毫克
	膳食纤维	0.6 克

为什么推荐吃

易消化，增强肠道功能

大米是碳水化合物的主要来源，进入人体后可减少蛋白质作为热量损耗，节约蛋白质。碳水化合物有增强肠道功能的作用。

人群须知

推荐人群：适合体虚者、老年人、产妇、婴幼儿、消化功能减弱者，煮成稀粥调养食用。

慎食人群：糖尿病患者。

营养师支招

大米煮成粥食用，容易消化，可以减轻胃肠消化负担，特别适合消化功能不好的胃肠道患者。

膳食巧搭配

大米　😊　猪肉

润肠通便

大米　😊　白扁豆

美白、健脾胃

芋头香粥 润燥通便

材料 大米、芋头、猪瘦肉各 50 克。

调料 葱末、料酒各 5 克，盐 3 克。

做法

1 芋头去皮，洗净，焯水，捞出切块；猪瘦肉洗净，切小丁；大米淘洗干净，放入沸水中煮成稀粥。

2 锅置火上，倒油烧热，下瘦肉丁炒熟，烹入料酒。

3 熟瘦肉丁放入粥锅中，加入芋头块熬煮，待米粥黏稠时，调入盐、葱末即可。

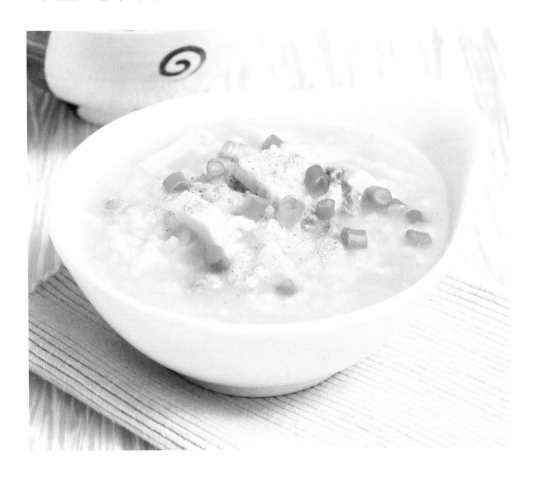

玉米

促进排便

性味归经		热量	112 千卡
性平，味甘；归大肠、胃经。		蛋白质	4.0 克
		脂肪	1.2 克
推荐用量		碳水化合物	22.8 克
每餐 50~100 克		维生素 B$_1$	0.2 毫克
		维生素 C	16.0 毫克
		膳食纤维	2.9 克

为什么推荐吃

促进排便和排毒，促进溃疡面愈合

玉米含有大量的膳食纤维，可吸附肠道内的毒素，促使其排出体外，还能增加粪便量，促进排便。此外还能促进溃疡面愈合。

人群须知

推荐人群： 便秘、消化不良、高血压、血脂异常、糖尿病及动脉硬化患者。
慎食人群： 胀气患者不宜多吃。

营养师支招

可做成玉米粥、窝头、玉米饼。玉米淀粉含量相对较高，可代替部分精白米面等细粮，有助于控血糖。

膳食巧搭配

玉米　　　　番茄
健脾胃

玉米　　　　松仁
抗衰、提高记忆力

番茄炒玉米　增强体质、防癌益胃

材料　番茄、甜玉米粒各 200 克。

调料　葱花、盐、白糖各 3 克。

做法

1 甜玉米粒洗净，沥干；番茄洗净，
　去皮，切丁。

2 锅置火上，倒油烧热，放入番茄
　丁、玉米粒炒熟，加入盐、白糖调
　味，撒葱花即可。

制作提醒

也可以用鲜玉米棒搓粒，但一定带着胚芽食用，因为胚芽中含有丰富的维生素 E，可抗癌、抗氧化。

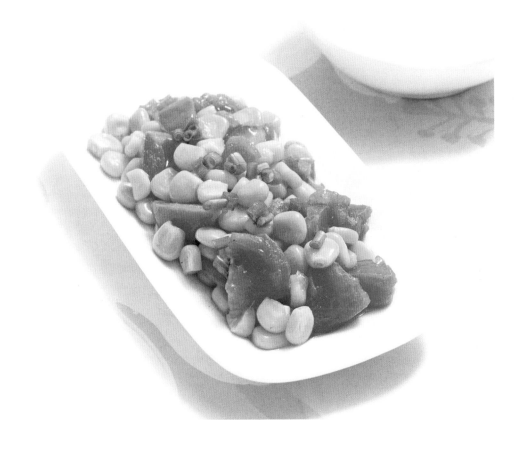

薏米

健脾祛湿，预防胃癌

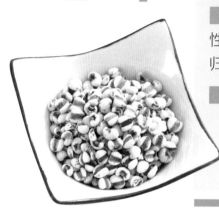

性味归经		
性微寒，味甘、淡；归脾、胃、肺经。	热量	361 千卡
	蛋白质	12.8 克
	脂肪	3.3 克
推荐用量	碳水化合物	71.1 克
每餐 30 克	维生素 B_1	0.2 毫克
	维生素 E	2.1 毫克
	膳食纤维	2.0 克

为什么推荐吃

健脾益胃

现代营养学认为，薏米富含蛋白质、淀粉、维生素 B_1 及钙、磷、镁等，非常有助于脾胃的消化吸收。《本草纲目》也认为薏米能"健脾益胃"。

人群须知

推荐人群：久病体虚、病后恢复期的患者，以及老年人、产妇、儿童。

慎食人群：尿多尿频者。

营养师支招

煮粥可以促进薏米中营养物质的释放，让其更好地发挥功效。

膳食巧搭配

薏米　　　　　南瓜

健脾胃、祛湿利尿

薏米　　　　　板栗

补益脾胃

薏米南瓜粥 健脾祛湿

材料 南瓜 100 克，薏米、大米各 50 克，泡发银耳 20 克，枸杞子 5 克。

调料 蜂蜜 2 克。

做法

1 南瓜洗净去皮，切丁；大米、薏米、枸杞子洗净，大米泡 30 分钟，薏米泡 2 小时。

2 煮锅中倒入清水，大火烧开后加入薏米，转小火煮 20 分钟，加大米煮 30 分钟。

3 放入南瓜丁和银耳，用小火继续煮 15 分钟，最后放入枸杞子再煮 5 分钟关火，凉凉后可加入蜂蜜调味。

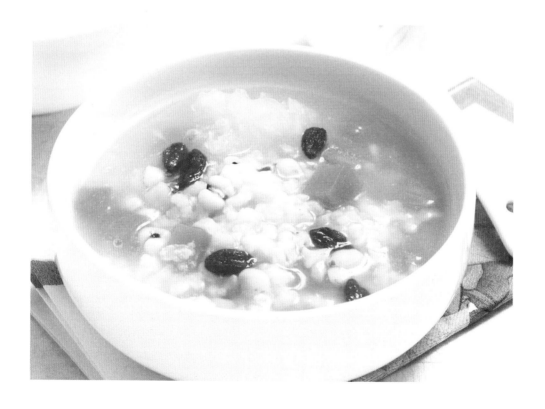

糯米

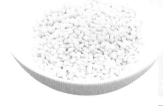

健脾暖胃

性味归经		
性温，味甘；归脾、胃、肺经。	热量	350 千卡
	蛋白质	7.3 克
	脂肪	1.0 克
	碳水化合物	78.3 克
推荐用量	维生素 B_1	0.1 毫克
每餐 30~50 克	维生素 E	1.3 毫克
	膳食纤维	0.8 克

为什么推荐吃

增进食欲，暖胃

中医认为糯米可以健脾暖胃、补中益气。糯米富含维生素 E，能使肠胃通畅，减轻肠胃障碍，有利于消化系统健康。

人群须知

推荐人群：肺结核、尿频、脾虚腹泻者。
慎食人群：老年人、儿童不宜多吃冷的糯米制品。

营养师支招

糯米所含的主要成分是支链淀粉，在加热状态下会糊化，容易消化吸收；而一旦冷却，则会老化回生，不易消化。故糯米制品宜热食。

膳食巧搭配

糯米　　　　芡实
健脾养胃、利水消肿

糯米　　　　红枣
祛寒、健脾胃

芡实红枣糯米粥　健脾胃

材料　糯米 100 克，红枣（干）40 克，芡实 30 克，核桃仁 15 克。

调料　冰糖适量。

做法

1 糯米、芡实均洗净，用水浸泡 2 小时；红枣洗净，去核；核桃仁碾碎。

2 锅置火上，将芡实、糯米放入锅中，加水煮至六成熟，加入红枣、核桃仁，大火煮至滚沸，转小火熬成稠粥，然后加入冰糖拌匀即可。

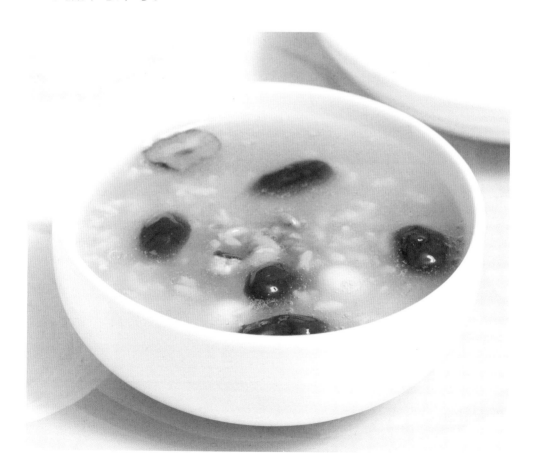

荞麦

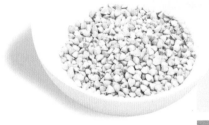

软化粪便，促进排便

性味归经		热量	337 千卡
性寒，味甘、微酸；归脾、胃、大肠经。		蛋白质	9.3 克
		脂肪	2.3 克
		碳水化合物	73.0 克
推荐用量		维生素 B_1	0.3 毫克
每餐 40 克		维生素 E	4.4 毫克
		膳食纤维	6.5 克

为什么推荐吃

吸水膨胀，软化粪便

荞麦富含膳食纤维，进入肠道后可吸水膨胀，软化粪便，使其迅速排出体外，有助于预防便秘。

人群须知

推荐人群： 便秘、高血压、血脂异常、冠心病、糖尿病等患者。

慎食人群： 脾胃虚寒、消化功能不佳及经常腹泻者。

膳食巧搭配

荞麦		鸡蛋

营养互补

营养师支招

荞麦的吃法有很多种，可以做成荞麦饭、荞麦粥等，也有很多荞麦面制品，比如荞麦面条、荞麦饼等，对于肠胃不好的人来说比较适合喝粥、吃面。

荞麦面煎饼 补充营养、预防便秘

材料 荞麦面 100 克，鸡蛋 1 个，绿豆芽 50 克，猪瘦肉、柿子椒各 30 克，酵母适量。

调料 酱油少许，盐 2 克。

做法

1 荞麦面中加入打散的鸡蛋、酵母、盐，和成硬面团，再分次加水，搅拌成糊状；猪瘦肉洗净，切丝；柿子椒洗净，切丝。

2 平底锅烧热，涂上油，倒入适量面糊，提起锅旋转，使面糊均匀地铺满锅底，待熟后即可出锅。

3 将肉丝、绿豆芽、柿子椒丝加盐、酱油炒熟，卷入煎饼中即可。

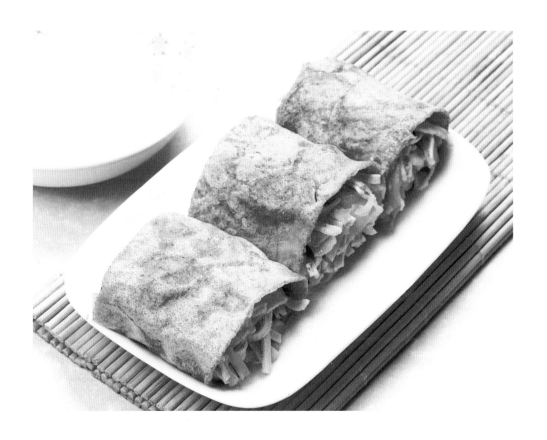

燕麦

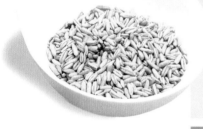

性味归经
性平，味甘；归肝、脾、大肠经。

推荐用量
每餐 40 克

热量	338 千卡
蛋白质	10.1 克
脂肪	0.2 克
碳水化合物	77.4 克
维生素 B$_1$	0.5 毫克
维生素 E	0.9 毫克
膳食纤维	6.0 克

为什么推荐吃

润肠通便

燕麦含有丰富的膳食纤维，能刺激肠道蠕动，使粪便通过大肠的时间缩短，避免粪便对肠壁的腐蚀。

人群须知

推荐人群： 高血压、血脂异常、动脉硬化、浮肿、习惯性便秘患者。

慎食人群： 腹泻、皮肤过敏者。

营养师支招

燕麦做成粥，有利于燕麦中营养素的充分释放，更好地发挥其保健功效。

膳食巧搭配

燕麦　　　　　红豆
润肠通便、助消化

燕麦　　　　　牛奶

防便秘、补钙

红豆燕麦小米糊 养胃、防便秘

材料　红豆 20 克，燕麦片、小米各 30 克，熟黑芝麻 10 克。

调料　冰糖 2 克。

做法

1 红豆洗净，浸泡 4 小时；小米洗净，泡 2 小时。

2 将红豆、燕麦片、黑芝麻、小米倒入豆浆机中，加适量水，按"米糊"键，煮至豆浆机提示米糊做好，加冰糖化开即可。

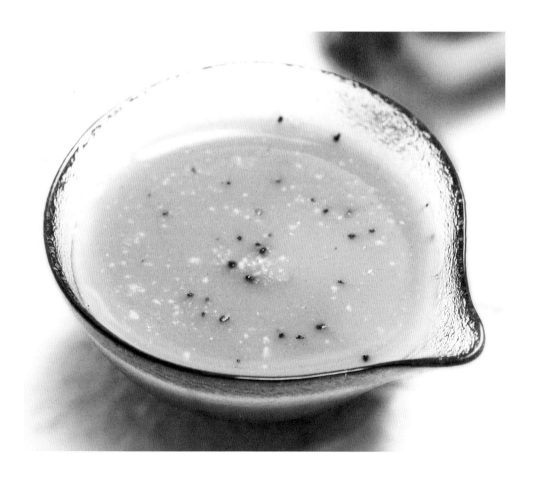

面粉

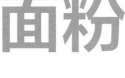
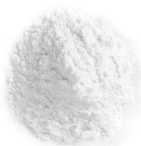

保护胃黏膜

性味归经	热量	362 千卡
性平，味甘；归脾、心、肾经。	蛋白质	15.7 克
	脂肪	2.5 克
推荐用量	碳水化合物	70.9 克
每餐 50~100 克	维生素 B_1	0.5 毫克
	维生素 B_2	0.1 毫克
	维生素 E	0.3 毫克

为什么推荐吃

中和过多的胃酸

胃酸过多的人应适当多吃面食，尤其是发面食物，可以中和胃酸，防止胃酸分泌过多造成的胃黏膜损伤。

人群须知

推荐人群： 心脏型脚气病、末梢神经炎患者。

慎食人群： 糖尿病患者。

营养师支招

肠胃不好的人吃面食要以软为主，比如软面条、软馒头、发面包子等。发面时不宜用小苏打，小苏打会破坏面粉中的 B 族维生素，宜用酵母发面，不仅让面食味道好，还能提高其营养价值。

膳食巧搭配

面粉　　豆类

营养互补

面粉　　肉类

维持人体正常的
新陈代谢

番茄鸡蛋打卤面 宽肠通便

材料 番茄 120 克，鸡蛋 1 个，水发黄花菜、水发黄豆各 50 克，
面条 200 克，韭菜 20 克。

调料 盐 3 克，水淀粉 25 克，酱油、葱段各适量。

做法

1 黄花菜择去硬根，切小段；番茄洗净，去皮，切丁；韭菜洗
净，切段。

2 锅内倒油烧至六成热，爆香葱段，放入番茄丁、黄花菜段、
水发黄豆、韭菜段翻炒 2 分钟，加足量水大火烧开 3 分钟。
鸡蛋打散，倒入锅中煮成蛋花，再放入葱段。水淀粉倒入锅
中勾浓芡，加盐、酱油调味即成卤。

3 另起锅，加足量水烧开，放入面条煮熟，捞入碗中，浇入卤即可。

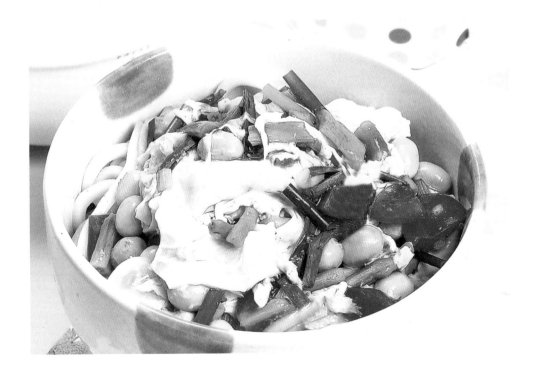

73

黄豆

促进排便

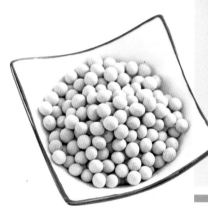

性味归经
性平，味甘；归脾、心、肾经。

推荐用量
每餐 30~50 克

热量	390 千卡
蛋白质	35.0 克
脂肪	16.0 克
碳水化合物	34.2 克
维生素 B_1	0.4 毫克
维生素 E	18.9 毫克
膳食纤维	15.5 克

为什么推荐吃

促进肠道益生菌繁殖，维持肠道健康

黄豆富含膳食纤维，能促进肠道益生菌繁殖，有助排便；富含维生素 B_1、维生素 E 等成分，可改善大便干结，促进肠胃蠕动。

人群须知

推荐人群： 更年期女性以及糖尿病、心血管病患者。

慎食人群： 黄豆含有胀气因子，食积腹胀者不宜多食。

膳食巧搭配

黄豆 😊 小米

健脾养胃

营养师支招

黄豆制成豆腐、豆浆后，可以大大提高蛋白质和膳食纤维在人体的吸收利用率，能维持肠道健康。

卤黄豆 养胃、防便秘

材料 黄豆 200 克。

调料 葱花 10 克，大料 1 个，花椒、干辣椒段各 3 克，盐、白糖各 2 克。

做法

1 黄豆用清水浸泡 10 ~ 12 小时，洗净。

2 锅置火上，放入黄豆、大料、盐、白糖和清水，大火烧开后转小火煮 30 分钟，熄火，闷 2 小时，捞出。

3 锅置火上，倒油烧至七成热，炒香花椒和干辣椒段，放入煮好的黄豆翻炒均匀，撒上葱花即可。

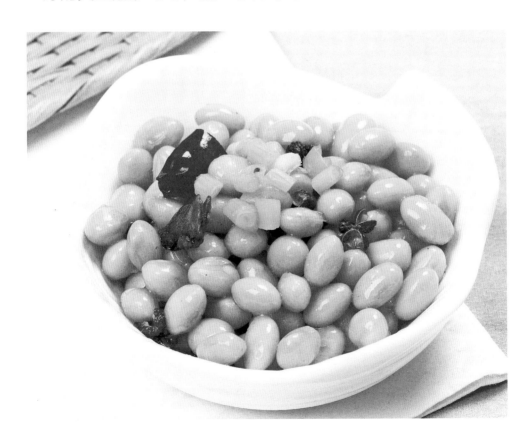

黑豆

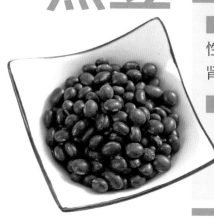

补肾健脑，促排便

性味归经		
性平，味甘；归脾、肾经。	热量	401 千卡
	蛋白质	36.0 克
	脂肪	15.9 克
推荐用量	碳水化合物	33.6 克
每餐 30 克	维生素 B_1	0.2 毫克
	维生素 E	17.4 毫克
	膳食纤维	10.2 克

为什么推荐吃

改善肠内菌群环境

黑豆富含膳食纤维、维生素 E 等，有助于改善肠内菌群环境。

人群须知

推荐人群：脾虚水肿、脚气浮肿、脱发肾虚、心脏病、糖尿病患者。

慎食人群：老年人及体质虚弱者不宜多食，尿酸过高者不宜多食。

营养师支招

黑豆宜煮着吃，也可以打成豆浆饮用，这样能更好地吸收营养，有利于肠胃健康。

膳食巧搭配

黑豆　　　　红枣
补气血、提高免疫力

黑豆　　　　何首乌
乌发护发

莲藕黑豆汤 补血、开胃

材料 莲藕 300 克，黑豆 50 克，红枣 10 克，陈皮 5 克。

调料 姜丝 5 克，盐 3 克。

做法

1 黑豆淘洗干净，浸泡一夜；莲藕去皮，洗净，切片；红枣洗净，去核；陈皮浸软。

2 锅置火上，倒水煮沸，放入莲藕、陈皮、姜丝、黑豆和红枣煮沸，转小火煮 1 小时，加盐调味即可。

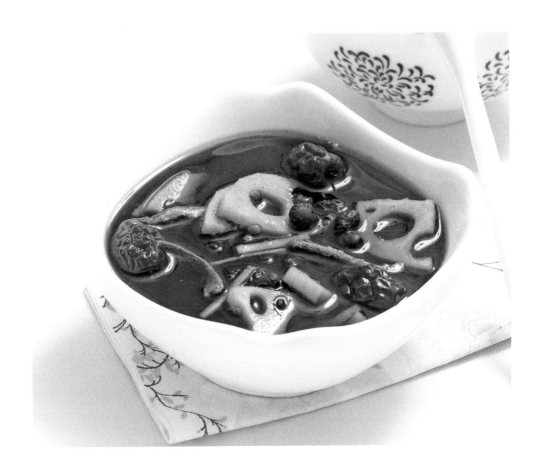

绿豆

清热解毒，利水消肿

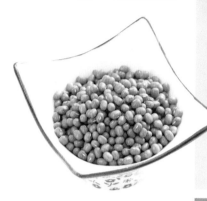

性味归经		
性凉，味甘；归心、肝、胃经。		

推荐用量		
每餐 30~40 克		

热量	329 千卡
蛋白质	21.6 克
脂肪	0.8 克
碳水化合物	62.0 克
维生素 B_1	0.3 毫克
维生素 E	10.9 毫克
膳食纤维	6.4 克

为什么推荐吃

防止肠胃上火

绿豆含有膳食纤维，能促进排便，缓解上火引起的便秘。还有清热消炎的作用，可以帮助祛除肠内热毒。

人群须知

推荐人群： 在有毒环境下工作或经常接触有毒物质的人，高血压患者。

慎食人群： 正在服药者，脾胃虚寒、肾气不足者。

营养师支招

不可用铁锅煮绿豆，铁锅中的铁会与绿豆中的鞣酸发生反应，生成黑色的鞣酸铁，不仅影响绿豆的味道，还影响食欲。

膳食巧搭配

绿豆 ☺ 大米
提高蛋白质利用率

绿豆 ☺ 海带
消暑止渴

绿豆莲子粥 帮助肠道排毒

材料　大米 50 克，干百合 10 克，莲子、绿豆各 25 克。

调料　冰糖 5 克。

做法

1 干百合泡发，洗净；莲子洗净，去心；大米淘洗干净，浸泡 30 分钟；绿豆洗净，浸泡 4 小时。

2 锅内加适量清水烧沸，放入大米、莲子、绿豆，大火煮沸后转中火熬煮 30 分钟，放入百合、冰糖煮稠即可。

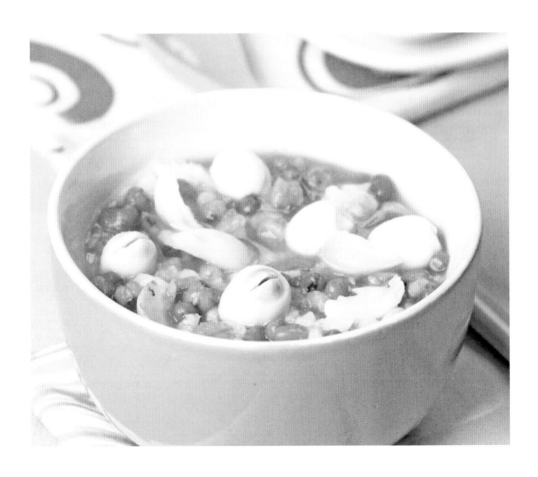

红豆

增强食欲，健脾胃

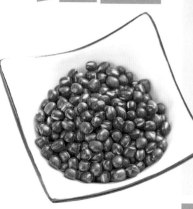

性味归经		
性平，味甘；归脾、胃、肺经。	热量	324 千卡
	蛋白质	20.2 克
	脂肪	0.6 克
推荐用量	碳水化合物	63.4 克
每餐 30 克	维生素 B_1	0.2 毫克
	维生素 E	14.4 毫克
	膳食纤维	7.7 克

为什么推荐吃

除肠胃湿气，促消化

中医认为，红豆有利水、消肿、健脾胃之功效，可以除肠胃湿气，促进消化。同时，红豆有特殊的香气和诱人的颜色，具有增进食欲的功效。

人群须知

推荐人群：水肿、肾炎患者以及产妇。
慎食人群：尿频者。

营养师支招

红豆中含有胀气因子，容易使人胀气。在煮红豆时加少许盐，有助于减少胀气。

膳食巧搭配

红豆 ☺ 糙米
润肠通便

红豆 ☺ 红枣
健脾养胃、补中益气

花生红豆糙米粥 通便、强体

材料 糙米、红豆各 50 克，花生米 30 克。

做法

1 糙米、红豆和花生米淘洗干净，浸泡 30 分钟。

2 糙米、红豆和花生米倒入锅中，加水大火煮沸，转小火煮至米烂粥稠即可。

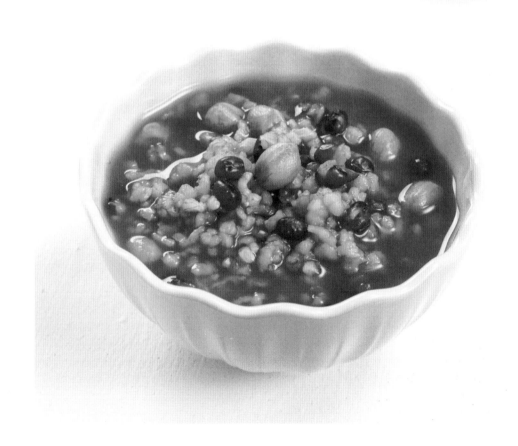

大白菜

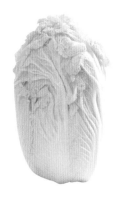

润肠通便，预防肠癌

性味归经		热量	20 千卡
性凉，味甘；归脾、胃经。		蛋白质	1.6 克
		脂肪	0.2 克
推荐用量		碳水化合物	3.4 克
每餐 100 克		维生素 B_1	0.1 毫克
		维生素 C	37.5 毫克
		膳食纤维	0.9 克

为什么推荐吃

润肠通便

大白菜中的膳食纤维具有润肠通便的作用，可增强肠胃蠕动，减少粪便在体内的存留时间，促进排泄。

人群须知

推荐人群： 慢性习惯性便秘、伤风感冒、肺热咳嗽、咽喉炎患者，以及发热者。
慎食人群： 寒性体质、腹泻患者。

膳食巧搭配

大白菜　　　　豆腐

营养互补

营养师支招

切大白菜时宜顺其纹理切，这样切不但易熟、口感好，而且维生素流失少，有利于达到保护肠胃的目的。

白菜罗非鱼豆腐汤 排毒减肥、抗衰老

材料　罗非鱼 125 克，大白菜 100 克，豆腐 50 克，豆腐皮 35 克。

调料　香葱碎、姜丝、醋、花椒、盐少许。

做法

1 罗非鱼处理干净，切片；豆腐皮洗净，切条；大白菜洗净，切条；豆腐洗净，切块。

2 锅热放油，爆香花椒、姜丝和香葱碎，放入鱼片滑炒，倒入醋，放入白菜条、豆腐皮条、豆腐块和适量清水，煮 15 分钟，加入盐，撒剩余香葱碎即可。

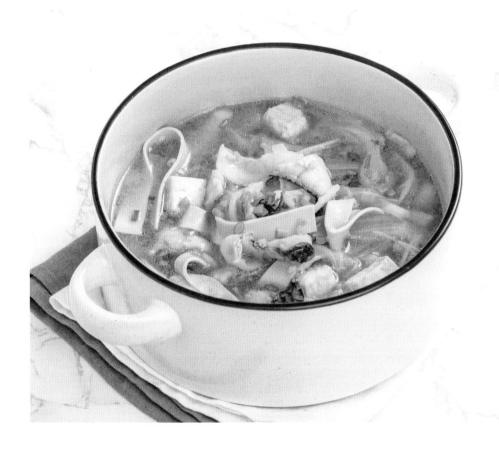

圆白菜

防溃疡，促愈合

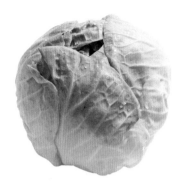

性味归经		
性平，味甘；归肝、肾经。	热量	24 千卡
	蛋白质	1.5 克
	脂肪	0.2 克
推荐用量	碳水化合物	4.6 克
每餐 100 克	维生素 C	40.0 毫克
	钾	124.0 毫克
	膳食纤维	1.0 克

为什么推荐吃

促进溃疡面愈合

圆白菜中的膳食纤维可以增进食欲、促进消化、预防便秘；圆白菜中含有维生素 C，能够保护胃黏膜，防止溃疡，促进溃疡面愈合。

人群须知

推荐人群：糖尿病、动脉硬化、胆结石、肥胖、贫血及较轻的消化道溃疡患者。

慎食人群：脾胃虚寒、泄泻及小儿脾胃弱者。

营养师支招

圆白菜最好用手撕，用刀切容易把细胞切碎，营养也会流失。

膳食巧搭配

圆白菜 ☺ 猪肉
养胃、润肠

圆白菜 ☺ 番茄
开胃

圆白菜炒肉片 缓解便秘

材料 圆白菜 200 克，猪瘦肉 100 克。

调料 酱油、盐、白糖各 2 克，葱丝、姜丝各适量。

做法

1 圆白菜洗净，撕小片；猪瘦肉洗净，切薄片，焯水备用。

2 锅内倒油烧热，加入葱丝、姜丝爆香，放入肉片煸炒，再放入圆白菜片，大火快炒至熟，放酱油、白糖、盐炒匀即可。

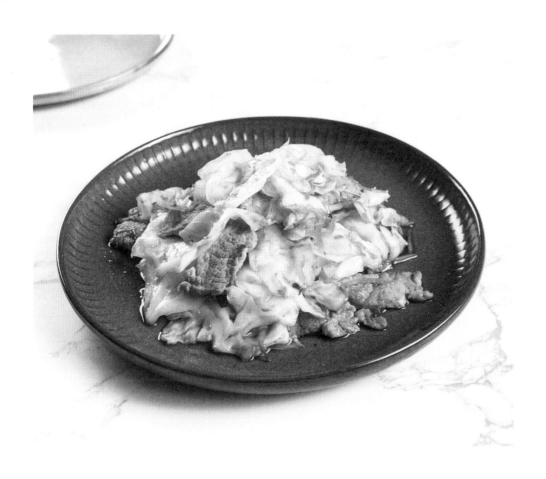

豇豆

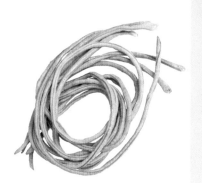

中和胃酸，促进消化

性味归经		热量	32 千卡
性平，味甘、咸；归脾、肾经。		蛋白质	2.2 克
		脂肪	0.3 克
		碳水化合物	7.3 克
推荐用量		维生素 B_1	0.1 毫克
每餐 50~100 克		维生素 C	13.0 毫克
		维生素 E	0.4 毫克

为什么推荐吃

促进食欲，中和胃酸

豇豆中的维生素 B_1 可以维持消化液的正常分泌，增强食欲。此外，豇豆中含有的钾、钙、锌等有助于增强胃动力，开胃促食。

人群须知

推荐人群：糖尿病患者及脾胃虚弱、消化不良、肾虚者。

慎食人群：气滞者。

营养师支招

豇豆不易熟，可以炒、炖、做汤，肠胃不好的人最好烹调得软烂一些，以利肠胃消化吸收。

膳食巧搭配

豇豆 ☺ 玉米

健脾益胃、促便

豇豆 ☺ 土豆

缓解呕吐

豇豆玉米 健胃消食、强身健体

材料 鲜玉米粒、豇豆各 150 克，胡萝卜 25 克。

调料 葱末、蒜末、盐、水淀粉、料酒、高汤各适量。

做法

1 豇豆洗净，去头尾，切小段；胡萝卜洗净，去皮，切丁。

2 锅中倒油烧热，爆香葱末、蒜末，加豇豆段炒软，倒入胡萝卜丁翻炒。

3 倒入玉米粒炒匀，加料酒、高汤、盐炒熟，用水淀粉勾芡即可。

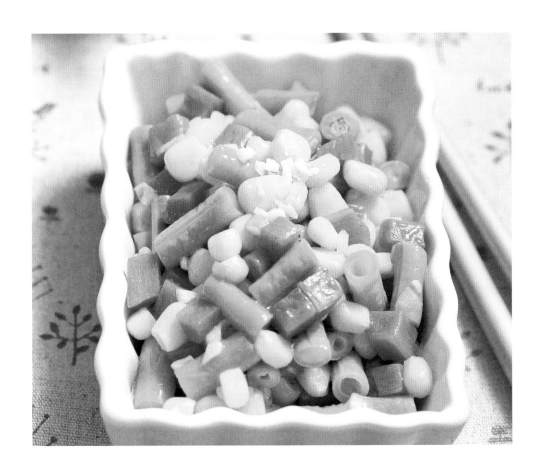

番茄

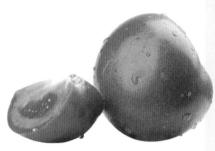

促进胃液分泌，开胃消食

性味归经		
性微寒，味甘、酸；归肝、脾、胃经。	热量	15 千卡
	蛋白质	0.9 克
	脂肪	0.2 克
	碳水化合物	3.3 克
推荐用量	维生素 C	14.0 毫克
每餐 100~150 克	维生素 E	0.4 毫克
	膳食纤维	1.0 克

为什么推荐吃

促进胃液分泌，保护胃黏膜

番茄所含苹果酸、柠檬酸等有机酸能促进胃液分泌，帮助消化，调节胃肠功能。番茄所含的维生素 C、番茄红素有抗氧化作用，有助于保护胃黏膜。

人群须知

推荐人群：心脏病、高血压、肾病、肝炎患者。

慎食人群：脾胃虚寒者。

营养师支招

想要摄取番茄中的维生素 C，应生吃；想要摄取番茄红素，则应加热后食用。

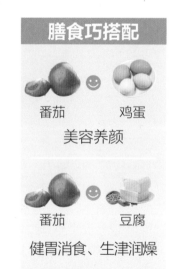

膳食巧搭配

番茄 鸡蛋
美容养颜

番茄 豆腐
健胃消食、生津润燥

番茄炒鸡蛋 排毒减肥

材料 番茄 200 克，鸡蛋 3 个。

调料 盐、白糖各 2 克，葱花少许。

做法

1 番茄洗净，去皮，切块；鸡蛋磕入碗中，打散。

2 锅内加油烧热，倒入蛋液炒熟。

3 锅留底油烧热，煸香葱花，倒入番茄块，加入盐、白糖翻炒，倒入鸡蛋炒匀即可。

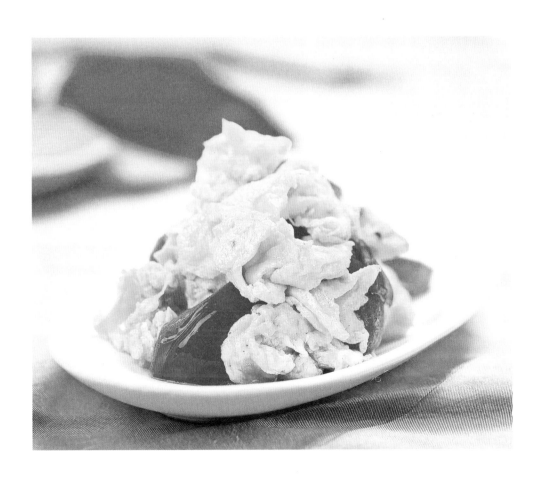

西蓝花

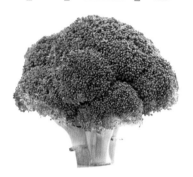

促进消化，预防胃癌

性味归经
性平，味甘；归肾、脾、胃经。

推荐用量
每餐 80 克

热量	27 千卡
蛋白质	3.5 克
脂肪	0.6 克
碳水化合物	3.7 克
维生素 C	56.0 毫克
维生素 E	0.8 毫克
膳食纤维	2.6 克

为什么推荐吃

保护胃黏膜

西蓝花富含胡萝卜素，可在体内转化成维生素 A，维生素 A 有助于增强免疫功能，参与胃上皮组织的正常代谢，可保护胃黏膜，还能促进消化。

人群须知

推荐人群：中老年人、儿童和肥胖患者。
慎食人群：胀气者。

营养师支招

西蓝花的根部也是很好的食材，含有大量的膳食纤维，能刺激肠胃消化。

膳食巧搭配

西蓝花　番茄
美容养颜

西蓝花　猪肝
健胃消食、护肝明目

番茄炒西蓝花 开胃、排毒

材料　西蓝花 150 克，番茄 100 克。

调料　盐 3 克。

做法

1 西蓝花去柄，掰小朵，洗净，放入沸水中烫一下，捞出，放入凉水中过凉；番茄洗净，切块。

2 炒锅置火上，倒油烧热，放入西蓝花快速翻炒，倒入番茄块炒熟，放盐炒匀即可。

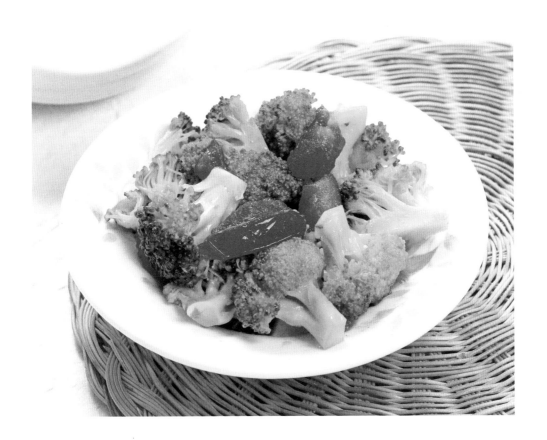

胡萝卜

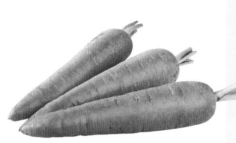

保护肠黏膜，改善腹泻

性味归经			
性平，味甘；归肺、脾经。		热量	32 千卡
		蛋白质	1.0 克
		脂肪	0.2 克
推荐用量		碳水化合物	8.1 克
每餐 80 克		维生素 C	9.0 毫克
		维生素 E	0.3 毫克
		胡萝卜素	4107 微克

为什么推荐吃

保护肠黏膜

胡萝卜中丰富的胡萝卜素可以清除血液及肠道中的氧自由基，具有排毒、防癌的功效。

人群须知

推荐人群：眼疾、用眼过度、脾胃虚弱、消化功能不佳者。

慎食人群：皮肤黄染者。

营养师支招

胡萝卜中含有的胡萝卜素是脂溶性物质，最好加热后食用或者用油炒，这样有利于营养物质的吸收。

膳食巧搭配

胡萝卜　　　木耳

益气强身、滋阴养胃

胡萝卜　　　肉类

促进维生素 A 的吸收利用

胡萝卜烩木耳 排毒、预防便秘

材料　胡萝卜 200 克，水发木耳 50 克。

调料　姜末、葱末各 5 克，盐少许，料酒、白糖、生抽各适量。

做法

1 胡萝卜洗净，去皮，切片；木耳洗净，撕小朵。

2 锅置火上，倒油烧至六成热，放入姜末、葱末爆香，下胡萝卜片和木耳翻炒。

3 加入料酒、生抽、盐、白糖，翻炒至熟即可。

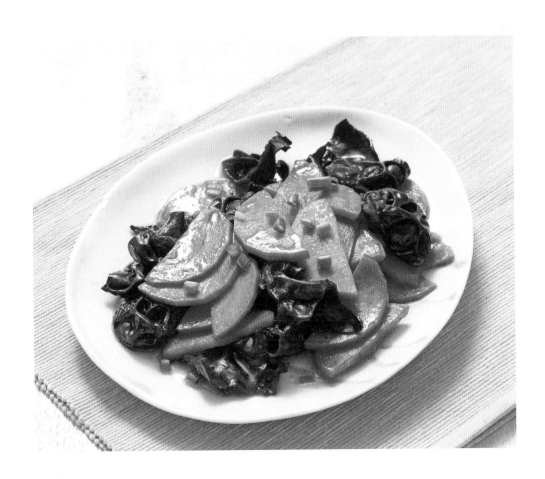

白萝卜

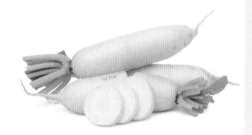

消除胀气，帮助消化

性味归经

性凉，味辛、甘；归肺、脾、胃、大肠经。

推荐用量

每餐 80 克

热量	16 千卡
蛋白质	0.7 克
脂肪	0.1 克
碳水化合物	4.0 克
维生素 C	19.0 毫克
钾	167.0 毫克
膳食纤维	1.1 克

为什么推荐吃

宽肠通便

白萝卜中的芥子油和膳食纤维能促进胃肠蠕动，帮助消化；淀粉酶能分解食物中的淀粉，促进营养吸收。

人群须知

推荐人群：食欲不振、便秘、腹胀、呕吐患者。

慎食人群：脾虚泄泻者。

营养师支招

白萝卜顶部 3~5 厘米处维生素 C 含量最多，适宜切丝、条，快速烹调，不仅能保持其脆嫩口感，还能帮助肠胃蠕动、促进消化。

膳食巧搭配

 😊

白萝卜　　肉类

有利于肉类食物的消化吸收

 😊

白萝卜　　豆腐

消食利尿，防大便干结

萝卜炖牛腩 补脾益气

材料　牛腩 300 克，白萝卜 200 克。

调料　料酒、酱油各 5 克，葱末、姜片、盐各 3 克，大料、胡椒粉各 2 克。

做法

1 牛腩洗净，切块，焯烫，捞出；白萝卜洗净，去皮，切块。

2 砂锅置火上，放入牛腩块、酱油、料酒、姜片、大料和适量清水，大火烧沸后转小火炖 2 小时。

3 加入白萝卜块，继续炖至熟烂，放入盐、胡椒粉拌匀，撒上葱末即可。

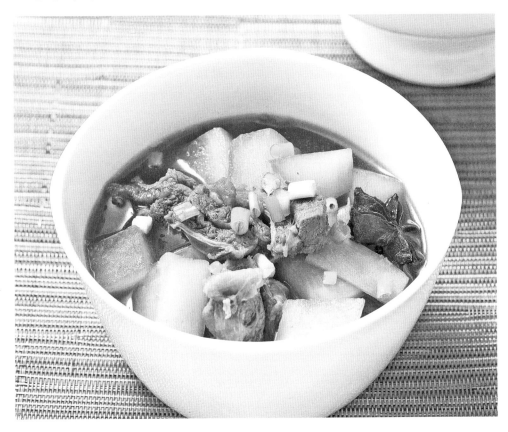

莲藕

健脾胃，养气血

性味归经			
性微寒，味甘；归心、脾、胃经。		热量	47 千卡
		蛋白质	1.2 克
		脂肪	0.2 克
推荐用量		碳水化合物	11.5 克
每餐 50~100 克		维生素 C	19.0 毫克
		维生素 E	0.3 毫克
		膳食纤维	2.2 克

为什么推荐吃

健脾胃，促消化

中医认为，莲藕有独特的清香味，可以健脾止泻、增进食欲、促进消化、开胃健中。

人群须知

推荐人群： 高血压、血脂异常患者及体虚厌食者。

慎食人群： 生藕性寒，脾虚胃寒者、易腹泻者不宜食生藕，可以吃熟藕。

营养师支招

藕粉是藕加工而成的，含有碳水化合物、蛋白质、多种维生素和矿物质，具有健脾养胃、增强食欲的作用，容易消化，老幼皆宜。

膳食巧搭配

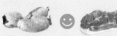

莲藕　　猪肉

健胃强体

莲藕　　百合

健脾、润肺、安神

莲藕炖排骨 调理脾胃

材料 莲藕 250 克，排骨 300 克。

调料 料酒 15 克，葱末、姜末、蒜末各 10 克，盐 3 克，胡椒粉少许。

做法

1 排骨洗净，切块；莲藕去皮，洗净，切块。

2 锅置火上，倒油烧至六成热，放入姜末、蒜末爆香，倒入排骨翻炒至变色，加入料酒炒匀，加适量开水、莲藕块，大火烧开后转小火炖 40 分钟，加盐和胡椒粉调味，撒葱末即可。

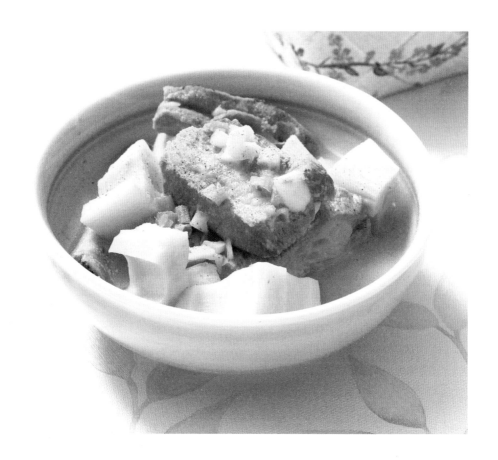

山药

促进消化，修复胃黏膜

性味归经		
性平，味甘；归肺、脾、肾经。	热量	57 千卡
	蛋白质	1.9 克
	脂肪	0.2 克
推荐用量	碳水化合物	12.4 克
每日 50~100 克	维生素 C	5.0 毫克
	维生素 E	0.2 毫克
	膳食纤维	0.8 克

为什么推荐吃

调理肠胃，促进消化

山药所含的膳食纤维能吸收肠道内的水分，延缓食物在肠道内的运行速度。所含淀粉酶、多酚氧化酶等物质有调理肠胃的作用。

人群须知

推荐人群： 腹泻、糖尿病、慢性肾炎患者及病后体虚者。

慎食人群： 肠胃积滞者。

营养师支招

新鲜山药一定要煮熟煮透，因为山药中含有一种碱性物质，在高温下才能被破坏。如果没熟透，吃时口腔会发麻，甚至会引起恶心、呕吐等不适。

膳食巧搭配

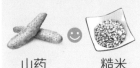

山药　　糙米
健脾养胃、助消化

山药　　排骨
增强抵抗力

山药糙米粥 健脾、调理肠胃

材料 山药 100 克，糙米 50 克，枸杞子 5 克。

做法

1 糙米淘洗干净，浸泡 2 小时；山药洗净，去皮，切丁；枸杞子洗净。

2 锅置火上，加适量清水烧沸，放入糙米用大火煮沸，转小火熬煮至七成熟，放入山药丁，煮软烂后加入枸杞子略煮即可。

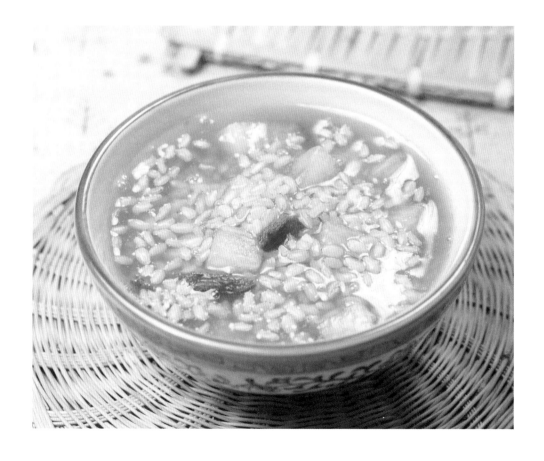

南瓜

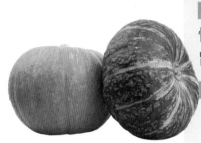

保护胃黏膜

性味归经		
性平，味甘；归脾、胃经。	热量	23 千卡
	蛋白质	0.7 克
	脂肪	0.1 克
推荐用量	碳水化合物	5.3 克
每餐 100 克	维生素 C	8.0 毫克
	维生素 E	0.4 毫克
	膳食纤维	0.8 克

为什么推荐吃

保护胃黏膜

南瓜含有的果胶有很好的吸附性，能促进体内毒素及有害物质的排出，起到解毒、保护胃黏膜的作用。

人群须知

推荐人群： 胃溃疡、脾胃虚弱、便秘及肥胖者。

慎食人群： 腹胀、黄疸患者。

营养师支招

南瓜种类很多，含糖量也不同，肠胃病患者宜选择不面不甜、含糖量少的。

南瓜皮含有丰富的胡萝卜素，去皮时不要去得太厚，减少营养损失。

膳食巧搭配

南瓜　　　　　燕麦

防止便秘、调养肠胃

南瓜　　　　　绿豆

控糖、明目

燕麦南瓜粥 润肠通便

材料 南瓜 150 克，大米 40 克，原味燕麦片 30 克。

做法

1 大米洗净，浸泡 30 分钟；南瓜去皮、去瓤，洗净，切小块。

2 锅内加适量清水烧开，加大米，煮开后转小火。

3 煮 20 分钟，加南瓜块、燕麦片煮 10 分钟即可。

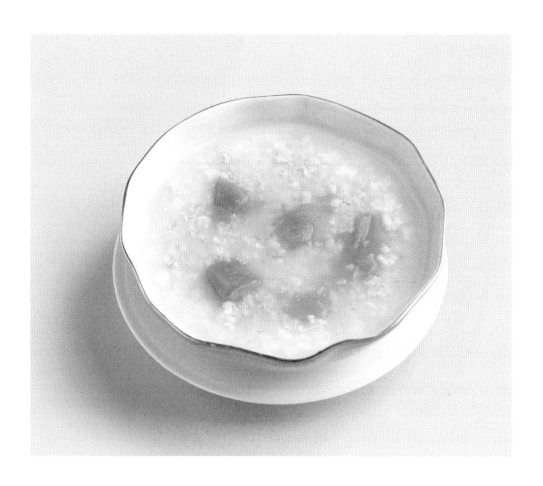

土豆

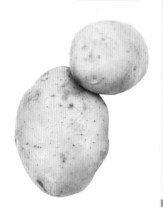

改善消化不良

性味归经		
性平，味甘；归脾、胃、大肠经。	热量	81 千卡
	蛋白质	2.6 克
	脂肪	0.2 克
	碳水化合物	17.8 克
推荐用量	维生素 C	14.0 毫克
每餐 50~100 克	维生素 E	0.3 毫克
	膳食纤维	1.1 克

为什么推荐吃

健脾促消化

土豆富含淀粉、维生素 C、钾、膳食纤维等，能促进消化，增加饱腹感，刺激胃肠蠕动，防止便秘，预防肠道疾病的发生。

人群须知

推荐人群： 消化不良、便秘、慢性胃痛、关节疼痛、肥胖、心脑血管病患者。

慎食人群： 糖尿病患者不宜食用过多。

营养师支招

土豆含有大量淀粉，可作为主食代替米、面食用，最好用蒸、煮、烤箱烤的方式。

膳食巧搭配

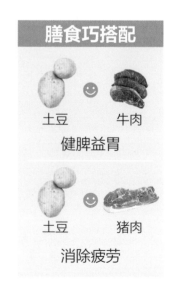

土豆 ☺ 牛肉

健脾益胃

土豆 ☺ 猪肉

消除疲劳

土豆烧牛肉　通便，健脾补虚

材料　牛肉 200 克，土豆 150 克。

调料　料酒、酱油各 10 克，香菜段、葱末、姜片、醋各 5 克，
盐 2 克。

做法

1 牛肉洗净，切块，焯烫；土豆洗净，去皮，切块。

2 油锅烧热，爆香葱末、姜片，放牛肉块、酱油、料酒、盐翻
炒，倒入砂锅中，加清水炖 50 分钟，加土豆块炖熟，放醋，
收汁，撒香菜段即可。

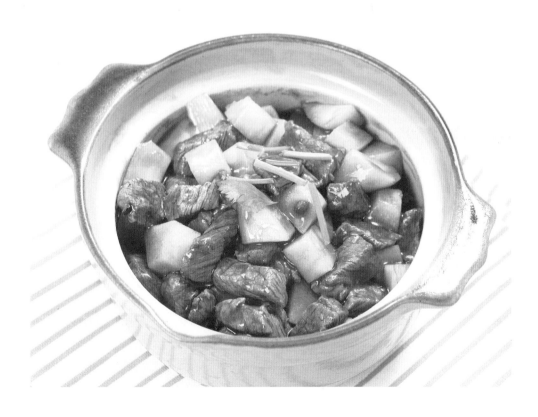

红薯

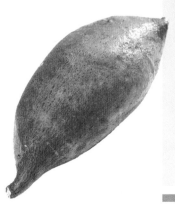

清肠排毒，预防肠癌

性味归经		
性平，味甘；归脾、肾、大肠经。	热量	86 千卡
	蛋白质	1.6 克
	脂肪	0.1 克
推荐用量	碳水化合物	20.1 克
每餐 50~100 克	维生素 C	2.4 毫克
	维生素 E	0.3 毫克
	膳食纤维	3.0 克

为什么推荐吃

清肠排毒

红薯富含膳食纤维，可润肠通便、清肠排毒。红薯中的钾、维生素 C 也很丰富，有助于利尿降压、抗氧化。

人群须知

推荐人群： 肥胖者、便秘者。

慎食人群： 红薯食后易胀气，胃溃疡患者、胃酸过多者及容易胀气者不宜多食。

膳食巧搭配

红薯 ☺ 小米

营养互补

营养师支招

红薯中的淀粉含量高，可以作为主食食用，但是最好采用蒸、煮等方式，而不宜制作成炸薯条、炸薯片等零食，否则不仅破坏营养，还含有大量的油脂，对健康不利。

荷香小米蒸红薯 健脾胃、促排便

材料 小米 80 克，红薯 250 克，荷叶 1 张。

做法

1 红薯去皮，洗净，切条；小米洗净，浸泡 30 分钟；荷叶洗净，铺在蒸屉上。

2 将红薯条在小米中滚一下，裹满小米，排入蒸笼中，蒸笼上汽后蒸 30 分钟即可。

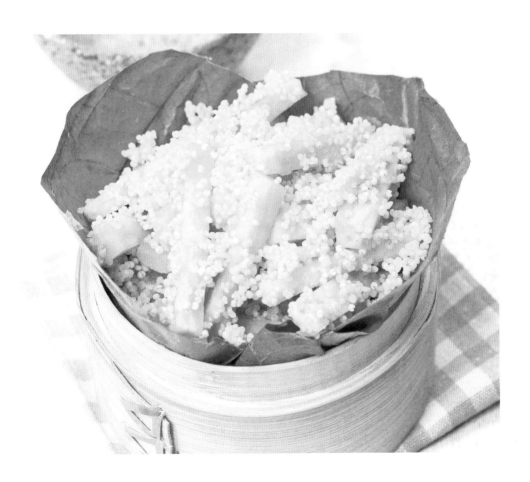

海带

延缓胃排空和血糖上升

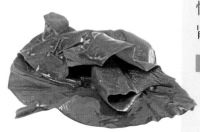

性味归经			
性寒，味咸；归脾、肾经。		热量	13 千卡
		蛋白质	1.2 克
		脂肪	0.1 克
推荐用量		碳水化合物	2.1 克
每餐 50 ~ 80 克（水发）		维生素 E	1.9 毫克
		钾	246.0 毫克
		膳食纤维	0.5 克

为什么推荐吃

润滑肠道，软化粪便

海带中含有维生素 E 和海藻多糖，进入人体后可以吸水膨胀，独特的润滑性可以软化粪便，还能吸附肠道内的有毒物质，促使其排出体外，促进消化系统健康。

人群须知

推荐人群： 糖尿病、心血管病、各类癌症患者和肥胖者。

慎食人群： 甲亢患者。

营养师支招

吃海带后不要马上喝茶和吃酸涩的水果，如橘子、柿子等，否则会阻碍体内铁的吸收。

膳食巧搭配

海带 😊 芹菜

润肠通便

海带 😊 绿豆

辅助治疗高血压、血脂异常

芹菜拌海带 清除肠道垃圾

材料 鲜海带 100 克，芹菜 80 克，海米 10 克。

调料 醋、香油、盐各适量。

做法

1 海带洗净后切丝；海米泡发，洗净后切碎；芹菜洗净后切成段。

2 海带丝和芹菜段分别放入沸水中焯一下，捞出沥干；海米、海带丝、芹菜段一起放入盘中，加入醋、香油、盐拌匀即可。

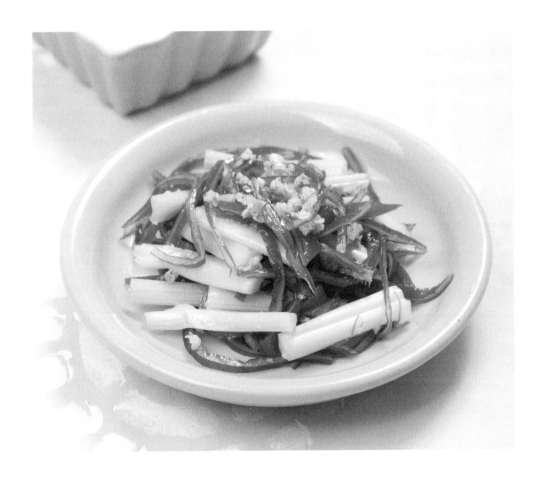

银耳

滋阴养胃，去胃火

性味归经	热量	261 千卡
性平，味甘；归肺、脾、肝、大肠经。	蛋白质	10.0 克
	脂肪	1.4 克
推荐用量	碳水化合物	67.3 克
每餐 50 ~ 80 克（水发）	维生素 E	1.3 毫克
	钾	1588.0 毫克
	膳食纤维	30.4 克

为什么推荐吃

去胃火，润肠道

中医认为，银耳能滋阴生津、润肺养胃，对脾胃虚弱、阴虚火旺等症有食疗作用，可清润益胃、去胃火。

人群须知

推荐人群： 免疫力低下、体质虚弱、肺燥干咳、胃炎、便秘者。

慎食人群： 外感风寒患者。

营养师支招

银耳在煮炖的时候最好小火慢煮至黏稠，这样胶质才能尽量被煮出来，更好地发挥滋补、保护肠胃的功效。

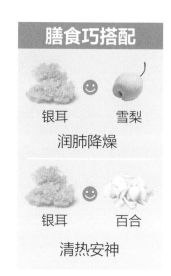

膳食巧搭配

银耳 ☺ 雪梨

润肺降燥

银耳 ☺ 百合

清热安神

雪梨枸杞银耳羹 和胃润肺

材料 干银耳 10 克，枸杞子 5 克，雪梨 200 克。

调料 冰糖 3 克。

做法

1 银耳用清水泡发，去根蒂，撕碎，洗净；枸杞子用清水浸泡 3 分钟，洗净；雪梨洗净，去皮、去核，切小块。

2 银耳、枸杞子、雪梨块与冰糖一同入锅，加适量清水。

3 锅置于大火上煮沸，转小火熬约 1 小时至银耳烂熟即可。

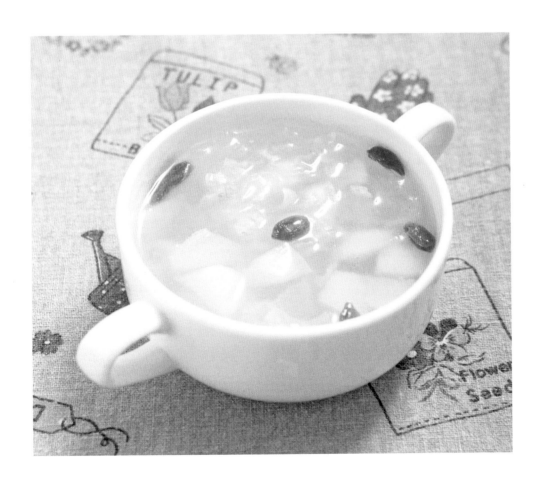

香菇

改善食欲，促排便

性味归经		
性平，味甘；归肝、胃经。	热量	26 千卡
	蛋白质	2.2 克
	脂肪	0.3 克
推荐用量	碳水化合物	5.2 克
每餐 50 克	维生素 C	1.0 毫克
	钾	20.0 毫克
	膳食纤维	3.3 克

为什么推荐吃

促进食欲，润肠通便

香菇含有香菇素，可促进食欲。同时，香菇还富含膳食纤维，能刺激肠道蠕动，帮助排便。

人群须知

推荐人群： 身体虚弱、久病气虚、食欲不振者。

慎食人群： 痛风、胃寒有滞者。

营养师支招

香菇中的很多维生素都是水溶性的，所以干香菇的浸泡时间不要太长，否则会造成营养流失。

膳食巧搭配

香菇　　　鸡肉

健脾胃、强筋骨

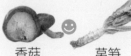

香菇　　　莴笋

通便、降脂

香菇蒸鸡块　促进食欲、健脾补气

材料　干香菇 10 克，鸡腿肉 150 克。

调料　盐、葱段、姜片、酱油各 2 克。

做法

1 鸡腿肉洗净后切块；香菇用水泡发后洗净，去蒂，切片。

2 鸡块加盐、葱段、姜片腌制 4 小时。

3 将香菇片与鸡块一起码入蒸盘中，淋入少许酱油。

4 蒸锅加入清水，水开后将蒸盘放入锅中隔水蒸 15 分钟即可。

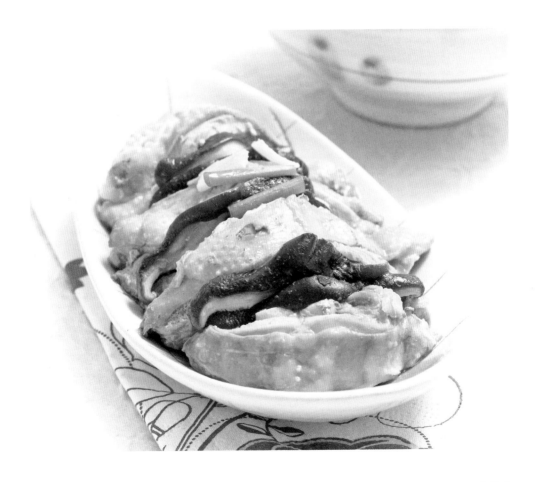

猴头菇

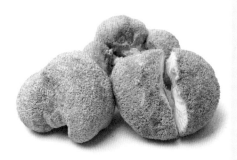

健胃养胃，促消化

性味归经		
性平，味甘；归脾、胃经。	热量	21 千卡
	蛋白质	2.0 克
	脂肪	0.2 克
推荐用量	碳水化合物	4.9 克
每餐 50 克	维生素 C	4.0 毫克
	维生素 E	0.5 毫克
	膳食纤维	4.2 克

为什么推荐吃

养胃，促消化

中医认为，猴头菇性平味甘，有促消化、健胃养胃、滋补养身等功效，特别适合肠胃不好的人。猴头菇中的膳食纤维、矿物质等成分，可以保护胃黏膜，润肠通便。

人群须知

推荐人群： 胃肠病、心血管疾病患者，以及免疫力低下、脑力工作者。

慎食人群： 对菌类食品过敏者。

营养师支招

猴头菇微苦，烹调前用淡盐水浸泡 1 小时，能减少这种苦味。

猴头菇煮至软烂状态时，更容易被人体吸收。

膳食巧搭配

猴头菇　　杏鲍菇

促消化、滋补强身

猴头菇　　香菇

益气养胃、降脂减肥

菌菇三样 益气延年

材料 猴头菇、杏鲍菇、鲜香菇各 50 克。

调料 蚝油、白糖各 3 克。

做法

1 猴头菇洗净，撕成小块；杏鲍菇洗净，切片；鲜香菇洗净，切块。

2 锅内倒油烧热，加入白糖炒至焦糖色，放入猴头菇块、杏鲍菇片、香菇块翻炒至熟，加入蚝油翻匀即可。

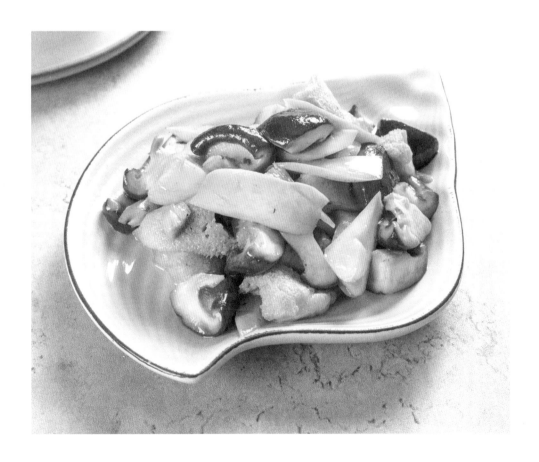

肉类、蛋类和水产

猪肉

润肠燥

性味归经		
性平，味甘、咸；归脾、胃、肾经。	热量	395 千卡
	蛋白质	13.2 克
	脂肪	37.0 克
	碳水化合物	2.4 克
推荐用量	维生素 B_1	0.2 毫克
每日 40~75 克	维生素 E	0.3 毫克
	钾	204.0 毫克

为什么推荐吃

滋阴润燥，促消化

中医认为，猪肉有滋阴润燥的作用。猪肉中含有维生素 B_1 和维生素 E，能帮助改善大便干结，提高消化能力，使肠胃通畅。

人群须知

推荐人群：产后缺乳的女性及生长发育中的儿童、青少年。

慎食人群：血脂异常、肥胖、心血管疾病患者。

营养师支招

猪肉烹调前不要用热水洗，因为猪肉中含有一种肌溶蛋白的物质，遇热易溶解，用热水洗营养易流失，口感也差。

膳食巧搭配

 😊

猪肉　　　大白菜

润肠通便

猪肉白菜炖粉条 补充营养，通便

材料　猪肉 100 克，干粉条 50 克，大白菜 200 克。

调料　葱花、姜末、蒜末各 10 克，生抽、盐各 2 克。

做法

1 猪肉洗净，切小块；大白菜洗净，切条；干粉条冲洗，泡软。

2 锅内倒油烧热，炒香姜末、蒜末，放入猪肉块煸炒，再放入白菜条炒软，加生抽、适量清水烧开，放入粉条煮熟，加盐调味，撒葱花即可。

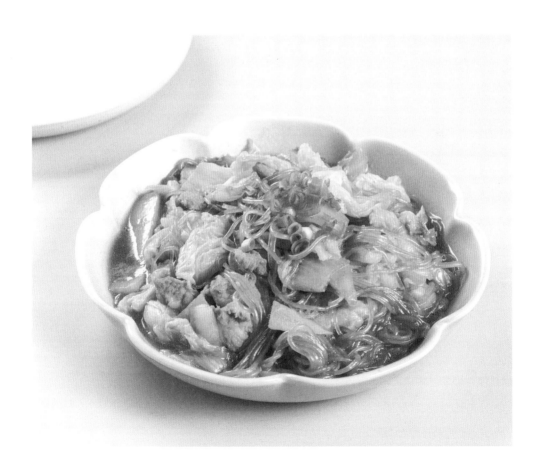

猪肚

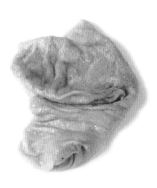

健脾益胃，保护胃黏膜

性味归经
性温，味甘；归脾、胃经。

推荐用量
每日 40~75 克

热量	110 千卡
蛋白质	15.2 克
脂肪	5.1 克
碳水化合物	0.7 克
维生素 B_1	0.1 毫克
维生素 B_2	0.2 毫克
维生素 E	0.3 毫克

为什么推荐吃

健脾益胃

中医认为，猪肚有补益脾胃的功效，对脾虚腹泻、虚劳瘦弱等症有食疗功效。

人群须知

推荐人群： 虚劳瘦弱、脾胃虚弱、食欲不振、中气不足、男子遗精、女子带下者。

慎食人群： 血脂异常者。

营养师支招

猪肚与胡椒搭配，有温中散寒的作用，可用于预防脾胃虚寒；与莲子搭配，有补脾健胃的功效；与黄豆芽搭配，可增强人体免疫力。

膳食巧搭配

猪肚 ☺ 大米
健脾益胃

猪肚 ☺ 莲子
健脾胃、补中益气

猪肚粥 调理肠胃

材料 猪肚、大米 各 50 克。

调料 盐 2 克，葱花 5 克。

做法

1 猪肚洗净，切丝，入沸水中焯烫一下，过凉，捞出；大米淘洗干净。

2 砂锅置火上，加入适量清水，放大米、猪肚丝，煮至猪肚熟烂、米烂成粥，加入盐、葱花调味即可。

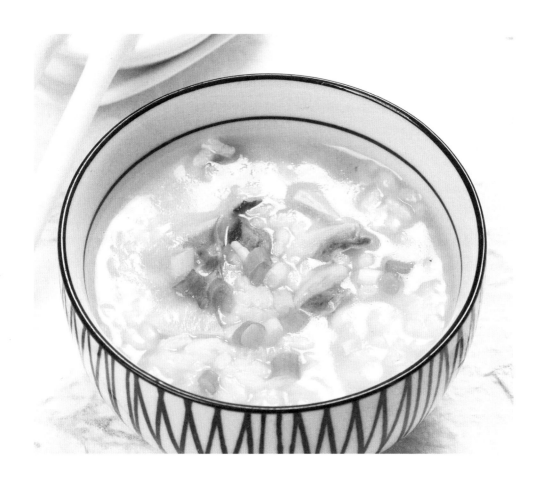

羊肉

温阳强体，补气健脾胃

性味归经		
性温，味甘；归脾、胃、肾经。	热量	139 千卡
	蛋白质	19.0 克
	脂肪	6.5 克
推荐用量	维生素 B_1	0.1 毫克
每日 40~75 克	钾	300.0 毫克
	镁	23.0 毫克
	锌	3.5 毫克

为什么推荐吃

促进食欲，保护胃黏膜

羊肉中蛋白质含量丰富，可保护胃黏膜。羊肉中含有的维生素 B_1 能提高消化能力，促进肠道蠕动；钾能预防肠麻痹和厌食症；镁可保护肠胃、助消化；锌有促进食欲的作用。

人群须知

推荐人群： 体虚胃寒、阳虚怕冷、腹部冷痛、腰膝酸软、贫血、阳痿早泄等患者。
慎食人群： 感染性疾病、痛风患者。

膳食巧搭配

羊肉　白萝卜
助消化

营养师支招

羊肉性温，冬季可适当多吃，比如涮羊肉、羊肉馅水饺等，可以暖胃驱寒、滋补身体。

萝卜炖羊肉 增强免疫力

材料 羊肉 200 克，白萝卜 150 克。

调料 葱段、姜片各 15 克，花椒 1 克，盐 2 克。

做法

1 羊肉和白萝卜洗净、切块。

2 锅内加水烧开，放羊肉块焯水，捞出。

3 砂锅加水、羊肉块、白萝卜块、葱段、姜片、花椒，大火烧
　开，转中小火炖至羊肉酥烂，加盐即可。

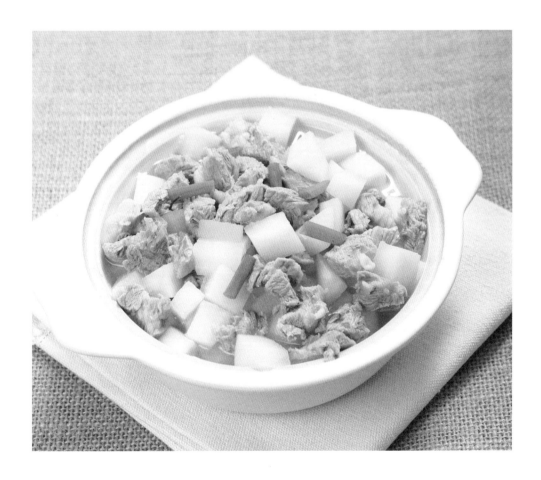

牛肉

健脾胃，强筋骨

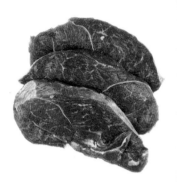

性味归经		
性平，味甘；归脾、胃经。	热量	160 千卡
	蛋白质	20.0 克
	脂肪	8.7 克
推荐用量	碳水化合物	0.5 克
每日 40~75 克	维生素 E	0.7 毫克
	钾	212.0 毫克
	镁	22.0 毫克

为什么推荐吃

提高食欲，补充营养

牛肉具有健脾益胃、补气养血的作用，其氨基酸组成接近人体需要，尤其适合体质虚弱、胃口差的人适量食用。

人群须知

推荐人群： 身体虚弱、消瘦、贫血、容易疲劳者。

慎食人群： 湿疹、疮毒、瘙痒症等皮肤病患者。

营养师支招

牛肉的纤维组织较粗，切的时候最好横切，将长纤维切断，不仅易熟，还易消化。

膳食巧搭配

牛肉 ☺ 胡萝卜
助消化、健脾胃

牛肉 ☺ 红枣
补虚补血

萝卜烧牛肉 促消化

材料　牛肉 250 克，白萝卜 100 克，胡萝卜、熟板栗各 50 克。

调料　盐 3 克，姜片、酱油、料酒各 2 克。

做法

1 白萝卜和胡萝卜洗净，去皮，切块；牛肉洗净，切块；板栗去壳。

2 牛肉块放入凉水锅中煮至七成熟，捞出。

3 锅中加清水煮沸，放入牛肉块小火煮至八成熟，再放入萝卜块、板栗、姜片、料酒、酱油，煮至牛肉熟烂，放盐调味即可。

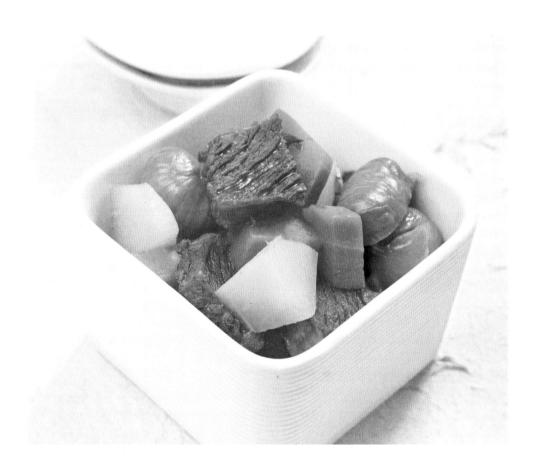

鸡肉

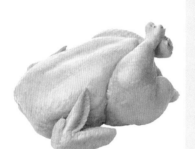

养脾胃，增强免疫力

性味归经		
性平，味甘；归脾、胃经。	热量	145 千卡
	蛋白质	20.3 克
	脂肪	6.7 克
推荐用量	碳水化合物	0.9 克
每日 40~75 克	维生素 E	1.3 毫克
	钾	249.0 毫克
	镁	22.0 毫克

为什么推荐吃

滋养脾胃

鸡肉富含优质蛋白质，容易被人体吸收利用，具有健脾养胃、强壮身体、增强免疫力的作用，对脾胃虚弱者有食疗功效。

人群须知

推荐人群：脾胃虚弱、营养不良、月经不调及贫血患者。

慎食人群：鸡肉中的嘌呤含量较高，痛风患者不宜多食。

营养师支招

鸡皮中脂肪和胆固醇含量较高，烹饪前或食用时最好去掉鸡皮。

膳食巧搭配

鸡肉　　　　　板栗

补脾胃、强筋骨

鸡肉　　　　　香菇

缓解疲劳、提高免疫力

板栗烧鸡 养胃健脾

材料　鸡腿肉、板栗各 100 克。

调料　盐 2 克，姜末、蒜末、酱油各适量。

做法

1 鸡腿肉洗净，切小丁；板栗煮熟，取肉对半切开。

2 锅内倒油烧热，爆香姜末、蒜末，放入鸡丁快速翻炒，待鸡丁
　变色后加入板栗快速翻炒，放入酱油，继续翻炒至所有食材熟
　透，出锅前加盐即可。

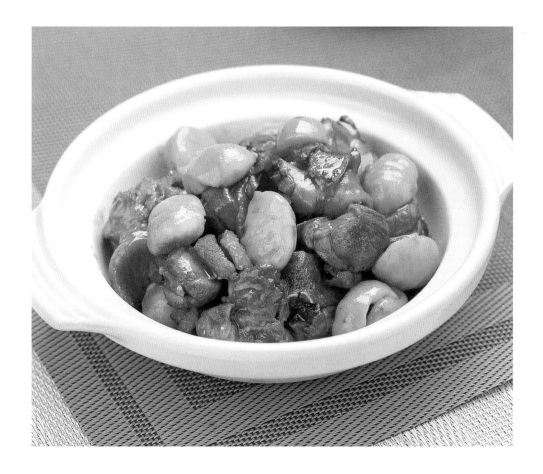

鸡蛋

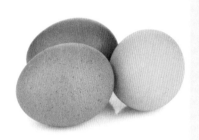

健脾和胃

性味归经		
性平，味甘；归肺、脾、胃经。	热量	139 千卡
	蛋白质	13.1 克
	脂肪	8.6 克
推荐用量	碳水化合物	2.4 克
每日 1 个	维生素 B_1	0.1 毫克
	维生素 E	1.1 毫克
	钾	154.0 毫克

为什么推荐吃

易消化，补营养

鸡蛋含有丰富的优质蛋白质，易被人体消化吸收，具有健脾和胃、补虚强体的功效。

人群须知

推荐人群： 孕妇、产妇、幼儿、青少年及身体虚弱者。

慎食人群： 蛋白质过敏者、高胆固醇血症者、肾脏病患者。

营养师支招

鸡蛋的烹调方法有许多，其中以蒸煮烹调最容易消化吸收。

毛鸡蛋不仅营养价值低，而且含有大肠杆菌等细菌，最好不要吃。

膳食巧搭配

 😊

鸡蛋　　　　番茄

补充维生素 C

蒸鸡蛋羹　帮助消化

材料　鸡蛋1个。

调料　葱花2克，盐、香油各1克，酱油少许。

做法

1 鸡蛋打散，加水、盐搅匀，用保鲜膜将碗口盖住。

2 放入沸水锅中蒸10分钟，关火闷5分钟，倒入香油、酱油，
　撒葱花即可。

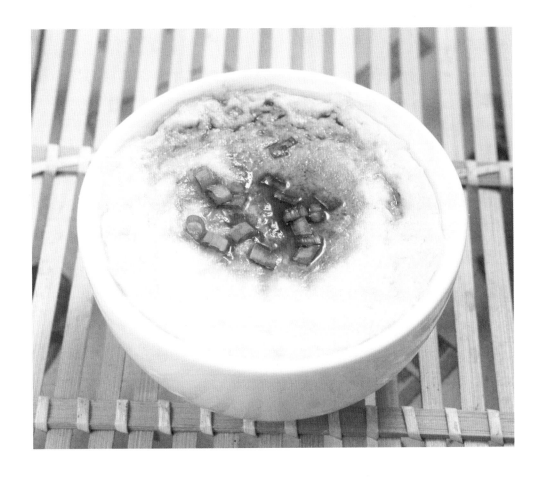

鸭蛋

生津益胃，促进消化

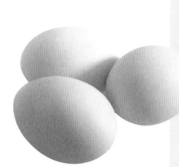

性味归经

性凉，味甘；归大肠、肺经。

推荐用量

每日 1 个

热量	180 千卡
蛋白质	12.6 克
脂肪	13.0 克
碳水化合物	3.1 克
维生素 B_1	0.2 毫克
维生素 E	5.0 毫克
钾	135.0 毫克

为什么推荐吃

生津益胃

中医认为，鸭蛋有滋阴清热、生津益胃的作用，对胃阴亏虚、大便干燥等症有不错的食疗效果。

人群须知

推荐人群： 肺热咳嗽、咽喉痛、便秘者。

慎食人群： 气滞腹胀、血脂异常、动脉硬化及脂肪肝患者。

膳食巧搭配

鸭蛋　😊　木耳

养肺止咳

营养师支招

鸭蛋中含有大量优质蛋白质，摄入过多，容易加重肾脏负担；其胆固醇含量也高，胆固醇高的人群尽量不吃鸭蛋。

鸭蛋经常被制成咸鸭蛋食用，风味俱佳，但其盐分含量较高，所以不宜过量食用，以免引发高血压等症。

木耳蒸鸭蛋　滋阴润肺，缓解阴虚久咳

材料　干木耳 10 克，鸭蛋 1 个。

调料　冰糖 2 克。

做法

1 木耳泡发，洗净，切碎。

2 鸭蛋打散，加入木耳碎、冰糖，添少许水，搅拌均匀后，隔水蒸熟。

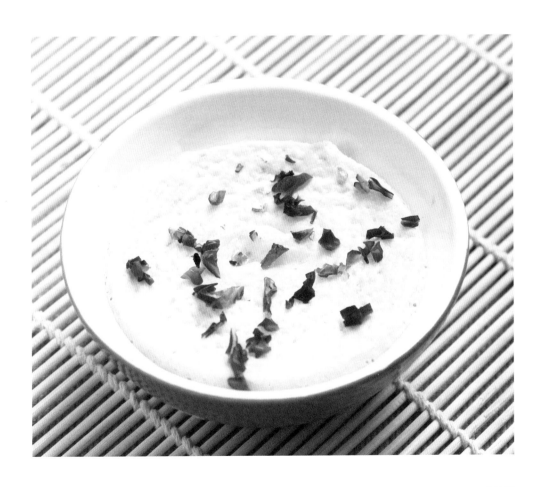

鲤鱼

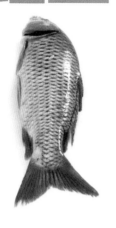

健脾利湿

性味归经

性平，味甘；归脾、胃、肾经。

推荐用量

每日 40~75 克

热量	109 千卡
蛋白质	17.6 克
脂肪	4.1 克
碳水化合物	0.5 克
维生素 E	1.3 毫克
钾	334.0 毫克
镁	33.0 毫克

为什么推荐吃

祛湿，开胃

鲤鱼肉质鲜嫩，易于消化。人体湿气过重时，会困扰脾胃，引发食欲不振、消化不良、腹泻等症状，而适当食用鲤鱼可以健脾祛湿、和中开胃。

人群须知

推荐人群：产后、术后、病后体虚者。
慎食人群：鲤鱼子胆固醇含量较高，血脂异常者不宜多吃。

营养师支招

鲤鱼煮汤前，可以先用油把鲤鱼煎一下，再加水小火慢炖，整个汤呈现乳白色，味道更鲜美。

膳食巧搭配

鲤鱼 😊 豆腐
补钙强体

鲤鱼 😊 木耳
补中调胃

鲤鱼豆腐玉米煲 和胃健脾

材料 净鲤鱼 100 克,豆腐 150 克,玉米段、竹笋各 50 克。

调料 姜片适量,盐 2 克。

做法

1 玉米段洗净;豆腐洗净,切块;竹笋洗净,去老皮,切块。

2 净鲤鱼切块,煎至两面微黄,盛出备用。

3 砂锅置火上,放入玉米段、鱼块、姜片,加水没过鱼块,大火烧
  开后放入豆腐块、竹笋块,转小火炖至汤汁呈奶白色,加盐调味
  即可。

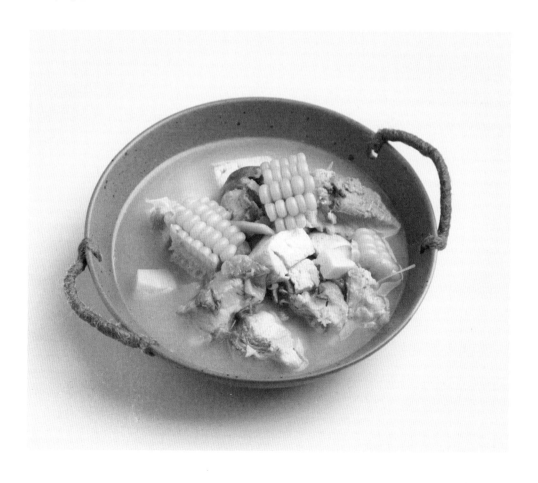

水果类

苹果

软化大便，缓解便秘

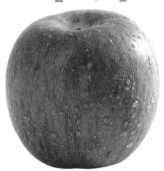

性味归经		
性凉，味甘、酸；归脾、胃、大肠经。		

推荐用量		
每日 100~150 克		

热量	53 千卡
蛋白质	0.4 克
脂肪	0.2 克
碳水化合物	13.7 克
维生素 C	3.0 毫克
维生素 E	0.4 毫克
膳食纤维	1.7 克

为什么推荐吃

促进肠道有害物质的排出

苹果中的膳食纤维能促进肠道有害物质的排出，生吃可软化大便、缓解便秘。

人群须知

推荐人群： 慢性胃炎、消化不良、便秘、神经性肠炎、高血压、血脂异常和肥胖症患者。

慎食人群： 溃疡性结肠炎患者及胃寒症患者忌生食苹果。

膳食巧搭配

苹果 ☺ 羊肉

通便祛寒

营养师支招

苹果生吃可预防便秘，熟吃可以止泻，还可以蒸、煮、炖、煲汤。

羊肉苹果汤 和胃、止泻

材料 羊肉 120 克，苹果 100 克，豌豆 20 克。

调料 盐 2 克，姜片、香菜各适量。

做法

1 羊肉洗净，切块；苹果洗净，去皮、去核，切块。

2 将羊肉块、豌豆、姜片放入锅内，加适量水大火煮沸，再放入苹果块，小火炖煮至熟，放盐、香菜调味即可。

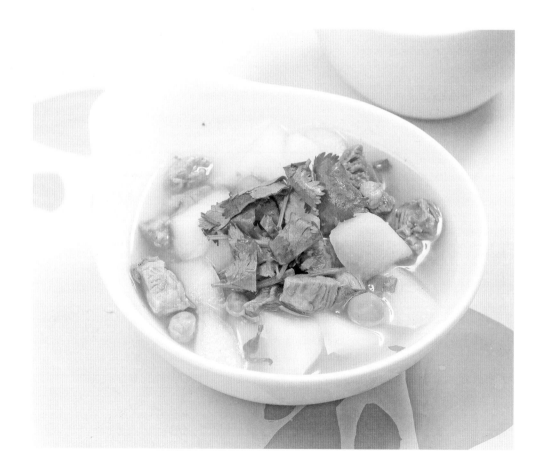

香蕉

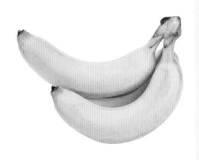

润肠通便

性味归经	热量	93 千卡
性寒，味甘；归肺、脾经。	蛋白质	1.4 克
	脂肪	0.2 克
推荐用量	碳水化合物	22.0 克
每日 1~2 根	维生素 C	8.0 毫克
	维生素 E	0.2 毫克
	膳食纤维	1.2 克

为什么推荐吃

加速肠道蠕动

香蕉富含可溶性膳食纤维，膳食纤维吸水膨胀后会使粪便体积增大，并加速肠道蠕动以排便。

人群须知

推荐人群：便秘、上消化道溃疡、痔疮、咽干喉痛、高血压、冠心病及动脉硬化患者。

慎食人群：香蕉钾含量高，患有急慢性肾炎、肾功能不全者不宜多吃；糖尿病患者慎食。

膳食巧搭配

香蕉 ☺ 大米

清热、通便

香蕉 ☹ 芋头

易导致腹胀

营养师支招

青香蕉含有较多鞣酸，具有收敛作用，吃多了容易便秘。

香蕉粥 清热、预防便秘

材料 香蕉1根，大米60克。

调料 冰糖2克。

做法

1 香蕉去皮，切小块；大米淘洗干净。

2 锅置火上，加入适量清水煮沸，放入大米煮粥，待米半熟时加入香蕉块、冰糖，转小火熬熟即可。

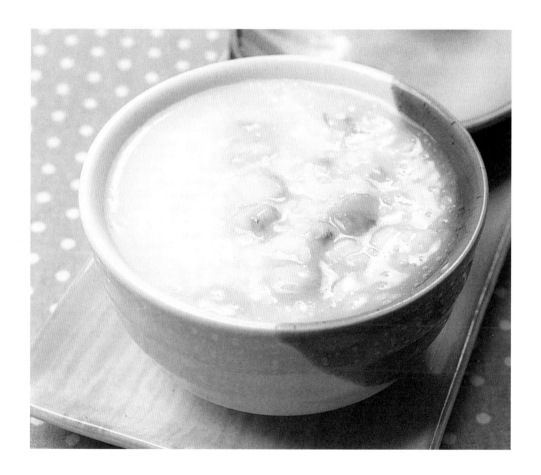

橙子

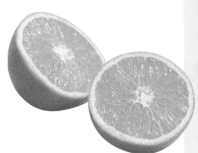

防便秘和肠癌

性味归经		热量	48 千卡
性微凉，味甘、酸；归肺、肝、胃经。		蛋白质	0.8 克
		脂肪	0.2 克
推荐用量		碳水化合物	11.1 克
每日 50~100 克		维生素 C	33.0 毫克
		维生素 E	0.6 毫克
		膳食纤维	0.6 克

为什么推荐吃

促进有害物质的排出

橙子中所含的膳食纤维可促进肠道蠕动，有助于及时排出体内有害物质，具有预防便秘和肠癌的功效。

人群须知

推荐人群：食欲不振、恶心欲吐、腹胀、腹痛等患者。

慎食人群：胃酸分泌过多者。

营养师支招

橙子富含维生素 C，能促进人体对铁等的吸收。可以生吃，也可以和其他蔬果一起榨汁。

膳食巧搭配

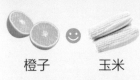

橙子　　　　玉米

降血脂、润肠通便

香橙炒饭　促进消化

材料　橙子、鲜玉米粒各 50 克，柿子椒 30 克，米饭 200 克。

调料　葱末、姜末、蒜末各 3 克，盐 2 克。

做法

1 橙子去皮取果肉，切小块；柿子椒洗净，切丁；鲜玉米粒洗净。

2 锅置火上，倒油烧至六成热，放入葱末、姜末、蒜末爆香，再将除米饭外的其他食材一起放入锅内，翻炒均匀，最后倒入米饭同炒，加盐调味即可。

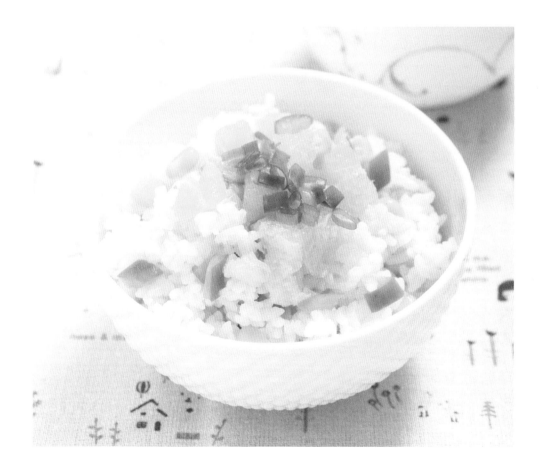

猕猴桃

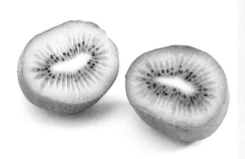

帮助消化肉类

性味归经		
性凉，味甘、酸；	热量	61 千卡
归肝、胃、肾经。	蛋白质	0.8 克
	脂肪	0.6 克
推荐用量	碳水化合物	14.5 克
每日 100~150 克	维生素 E	2.4 毫克
	维生素 C	62.0 毫克
	膳食纤维	2.6 克

为什么推荐吃

促进肉类食物的消化

猕猴桃中含有的蛋白酶能够帮助消化肉类，提高肉类在肠胃中的消化速度，消除食肉后引起的烧心、腹胀等不适感。

人群须知

推荐人群： 高血压、心血管疾病、癌症、食欲不振、消化不良患者及孕妇。

慎食人群： 腹泻患者。

营养师支招

吃完烧烤后，可以吃一个猕猴桃助消化。猕猴桃中富含的维生素 C 作为一种抗氧化剂，能够抑制致癌物，有防癌作用。

膳食巧搭配

猕猴桃　　　鸡蛋

保肝护脏、预防便秘

猕猴桃　　　香蕉

润肠通便、预防便秘

猕猴桃虾仁沙拉　防癌、促消化

材料　猕猴桃 3 个，虾仁 6 只，鸡蛋 1 个。

调料　淀粉、酸奶各适量。

做法

1 猕猴桃洗净，对半切开，挖出果肉，连皮的部分做成猕猴桃盅，挖出的果肉切丁；鸡蛋打散备用。

2 虾仁洗净，逐个裹上蛋汁，再裹淀粉。

3 锅中放油，将虾仁煎成金黄色，捞出备用。

4 猕猴桃盅内放虾仁、猕猴桃肉，淋酸奶拌匀即可。

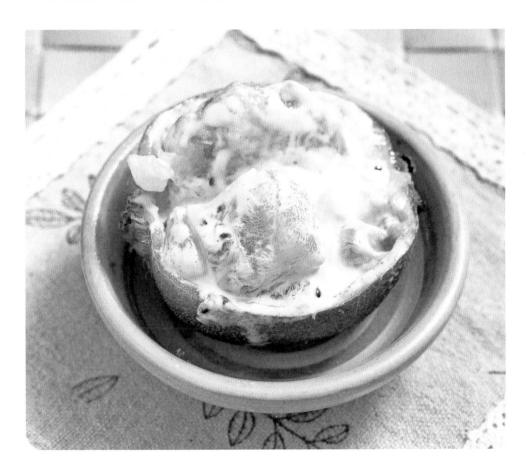

山楂

促进胃酸分泌，开胃消食

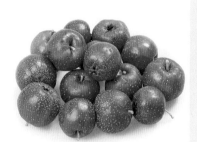

性味归经		
性微温，味酸、甘；归脾、胃、肝经。		

推荐用量		
每日 20 克		

热量	102 千卡
蛋白质	0.5 克
脂肪	0.6 克
碳水化合物	25.1 克
维生素 C	53.0 毫克
维生素 E	7.3 毫克
钾	299.0 毫克

为什么推荐吃

促进胃酸分泌，消除肉食积滞

山楂含有的酸性成分能增加胃酸分泌和消化酶的活性，具有开胃消食的作用，尤其对消除肉食积滞效果好。

人群须知

推荐人群： 高血压、血脂异常、动脉硬化患者。

慎食人群： 十二指肠溃疡患者和胃酸过多者。

营养师支招

山楂中含有大量的果酸、山楂酸等，可促进胃酸分泌。饭后食用山楂健胃消食功效更好，尽量不要空腹吃。

膳食巧搭配

山楂 ☺ 大米
滋润咽喉

山楂 ☺ 排骨
促进营养吸收

橘皮山楂粥 增食欲、助消化

材料 大米、山楂各 50 克，鲜橘皮 30 克。

调料 桂花 2 克，红糖、白糖各 1 克。

做法

1 鲜橘皮用清水反复清洗，切成豌豆大小的丁。

2 山楂洗净后去核，切成薄片，与桂花、鲜橘皮、大米一起放入锅内，加适量水，大火煮沸后转小火熬煮 20 分钟，加入白糖、红糖继续煮至大米熟烂即可。

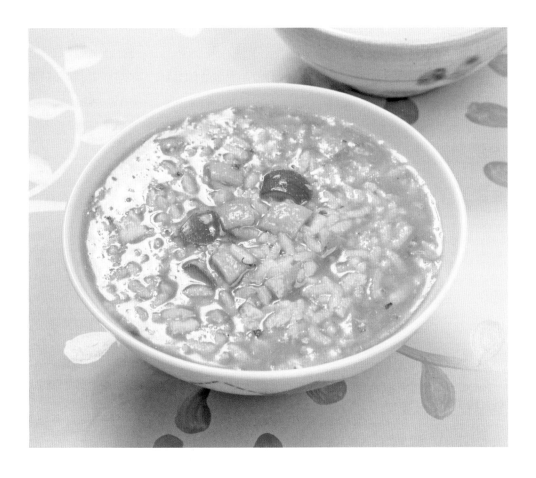

菠萝

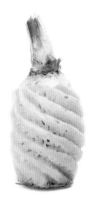

增进食欲，促进消化

性味归经		
性 平，味 甘、酸；归肾、胃经。	热量	44 千卡
	蛋白质	0.5 克
	脂肪	0.1 克
推荐用量	碳水化合物	10.8 克
每日 50~100 克	维生素 C	18.0 毫克
	膳食纤维	1.3 克
	钾	113.0 毫克

为什么推荐吃

促进消化

菠萝中的诱人香味能刺激唾液分泌、增进食欲；菠萝中的菠萝蛋白酶可分解蛋白质，促进消化。

人群须知

推荐人群： 食欲不振、消化不良、便秘、高血压、血脂异常、水肿等患者。

慎食人群： 过敏体质、溃疡病、凝血功能障碍患者。

营养师支招

菠萝中含有易致敏的刺激性物质，因此食用前最好在淡盐水中浸泡 10~15 分钟，以免引发不适反应。

膳食巧搭配

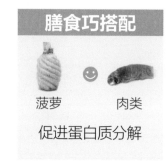

菠萝　　☺　　肉类

促进蛋白质分解

菠萝咕噜肉　开胃、促消化

材料　菠萝肉、猪里脊各 100 克，柿子椒、红彩椒各 20 克。

调料　醋 5 克，盐 2 克，番茄酱适量。

做法

1　猪里脊洗净，切块，入凉水锅煮至八成熟，捞出备用；菠萝肉切块；柿子椒、红彩椒洗净，切丁。

2　锅中倒油，放少量清水、醋、盐和番茄酱炒香，放菠萝块、肉块、柿子椒丁和红彩椒丁，翻炒 2 分钟即可。

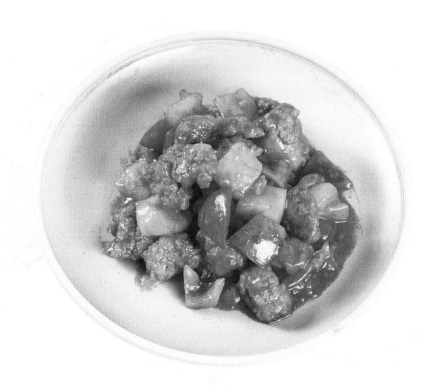

其他类

酸奶

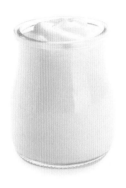

促进有益菌生长

性味归经
性平，味甘、酸；
归心、肺、胃经。

推荐用量
每日 100~200 克

热量	70 千卡
蛋白质	3.2 克
脂肪	1.9 克
碳水化合物	10.0 克
维生素 A	19.0 微克
维生素 C	1.0 毫克
钙	140 毫克

为什么推荐吃

改善肠道内菌群环境

酸奶中含有大量益生菌，如双歧杆菌、乳酸杆菌等，可抑制肠道内有害菌的繁殖，提高人体免疫力，改善肠道内菌群环境。

人群须知

推荐人群：骨质疏松、动脉硬化患者。
慎食人群：胃酸过多、胃肠道手术及对牛奶过敏者不宜。

膳食巧搭配

酸奶　😊　水果
促进胃肠蠕动

营养师支招

早上、饭后半小时到 2 小时以及睡前这三个时间段最适宜喝酸奶。睡前喝杯酸奶有利于食物中钙质的吸收。

酸奶水果沙拉 润肠道、促排毒

材料 苹果 60 克，哈密瓜 20 克，梨 50 克，草莓 50 克，火龙果肉 50 克，原味酸奶 200 毫升。

做法

1 各种水果（草莓除外）洗净去皮，切小丁；草莓洗净，对半切开。

2 将酸奶倒入水果中拌匀即可。

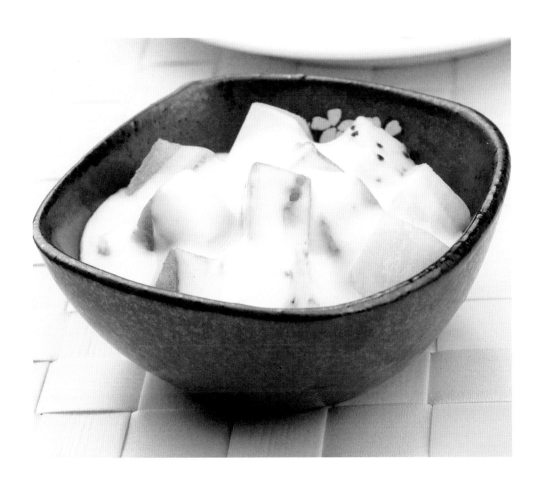

魔芋

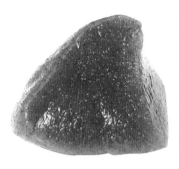

清肠，降脂

性味归经	热量	9 千卡
性寒，味辛、苦，有毒；归心、肝经。	蛋白质	0.2 克
	碳水化合物	3.7 克
	镁	3.1 毫克
推荐用量	锌	0.1 毫克
每日 50 克	硒	16.6 微克
	膳食纤维	3.5 克

为什么推荐吃

促进排毒，净化肠道环境

魔芋含有可溶性膳食纤维，具有吸水性强、黏度大的特点，可减少热量摄入，促使废物排出体外，保持肠道清洁。

人群须知

推荐人群：糖尿病、肥胖患者。

慎食人群：风寒感冒者。

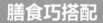

魔芋　　猪肉

滋补养身、排毒降脂

营养师支招

魔芋制品的形式多种多样，有魔芋丝、魔芋块、魔芋球、魔芋豆腐等，可以炒、炖、煲汤等。

魔芋中膳食纤维含量高，膳食纤维摄入过多会影响维生素、矿物质的吸收，因此食用魔芋一次不宜过多，以每日 50~100 克为宜。

肉片烧魔芋 排出肠道毒素

材料 猪瘦肉 100 克，魔芋 300 克。

调料 葱花 3 克，胡椒粉、盐各少许，酱油 2 克。

做法

1 猪瘦肉洗净，切片；魔芋洗净，切块。

2 炒锅倒入植物油烧至七成热，下葱花、胡椒粉、酱油炒出香味，放入肉片炒至变白。

3 加魔芋块炒匀，加适量水炖熟，用盐调味即可。

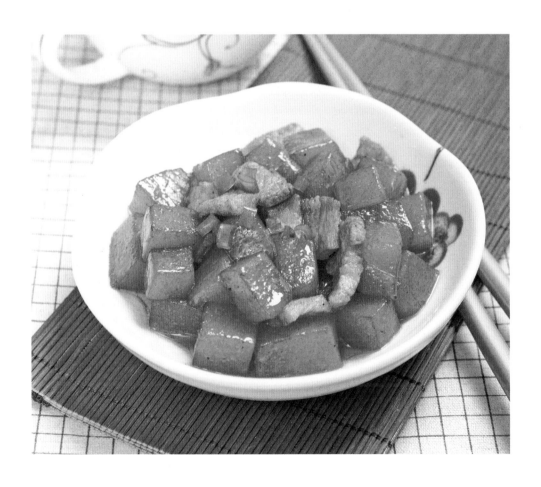

蜂蜜

增食欲，润肠道

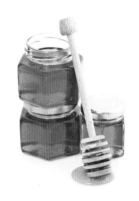

性味归经		
性平，味甘；归肺、脾、胃、大肠经。	热量	321 千卡
	蛋白质	0.4 克
	脂肪	1.9 克
推荐用量	碳水化合物	75.6 克
每日 5~10 克	维生素 C	3.0 毫克
	镁	2.0 毫克
	钾	28.0 毫克

为什么推荐吃

促进消化

蜂蜜是一种非常好的养肠胃保健食品。蜂蜜中的淀粉酶等可以增强食欲、帮助消化。

人群须知

推荐人群：便秘、慢性胃炎、胃溃疡、结肠炎、神经衰弱、高血压、冠心病、动脉硬化、肝病等患者。

慎食人群：糖尿病患者及婴儿。

营养师支招

蜂蜜不耐高温，宜用温水冲服，否则会破坏蜂蜜中的营养成分。

膳食巧搭配

蜂蜜 😊 梨

止咳化痰

蜂蜜 😊 姜

驱寒、美颜

蜂蜜蒸梨　滋阴润肺、止咳化痰

材料　鸭梨1个，蜂蜜、枸杞子各5克。

做法

1 鸭梨用清水洗干净，然后用刀削掉顶部，再用小勺将内部的核掏出来。

2 梨肉挖出一些，放清水、枸杞子、蜂蜜。

3 梨放小碗内，上锅蒸20分钟即可。

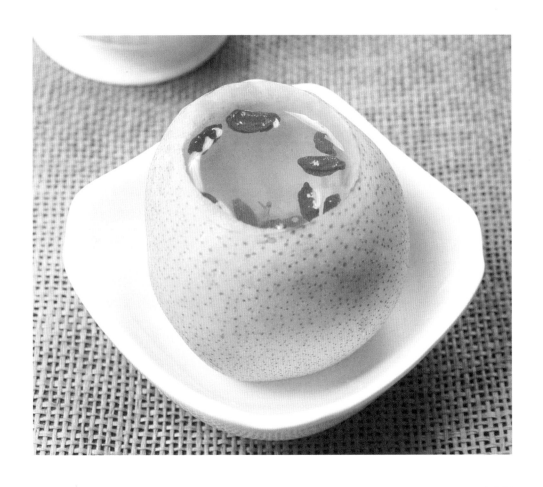

大蒜

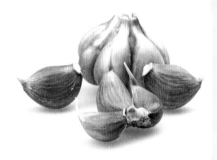

杀菌，防胃癌

性味归经		
性温，味辛；归脾、胃、肺、大肠经。		

推荐用量		
每日 10 克		

热量		128 千卡
蛋白质		4.5 克
脂肪		0.2 克
碳水化合物		27.6 克
维生素 C		7.0 微克
维生素 E		1.1 毫克
膳食纤维		1.1 克

为什么推荐吃

促进消化

大蒜中的蒜素可以刺激胃黏膜分泌消化酶，帮助消化食物，还有一定的抗炎杀菌作用。

人群须知

推荐人群： 高血压、动脉硬化患者。

慎食人群： 胃溃疡患者及头痛、咳嗽者。

营养师支招

胃肠功能较弱的人、有胃肠疾病的人不宜生吃，可以加热后食用，以减少刺激性，获得更好的保健效果。

膳食巧搭配

大蒜　　　　　猪肉

促进肉的分解与消化

大蒜　　　　　茄子

降脂、促消化

蒜泥白肉　滋阴补血、暖胃

材料　带皮猪五花肉 300 克，蒜泥 30 克。

调料　盐、料酒各 2 克，生抽、红油各 1 克，白糖 3 克，姜片、葱段、葱末、香菜段各 2 克。

做法

1 五花肉洗净，焯烫，捞出，洗净，沥干，再入冷水锅中，加料酒、姜片、葱段煮熟，凉凉后切薄片。

2 将盐、红油、蒜泥、葱末、白糖、生抽、少许煮肉原汤调成味汁，淋在肉片上，撒上香菜段即可。

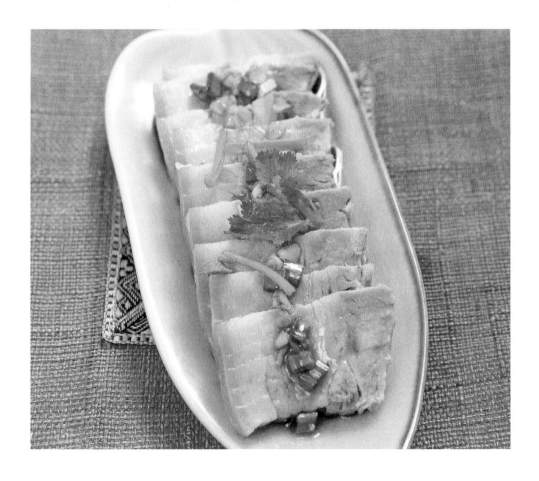

牛奶

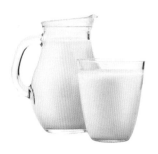

润肠，健脾胃

性味归经		热量	65 千卡
性平，味甘；归心、肺经。		蛋白质	3.3 克
		脂肪	3.6 克
推荐用量		碳水化合物	4.9 克
每日 300 克		维生素 C	1.0 毫克
		镁	11.0 毫克
		钾	109.0 毫克

为什么推荐吃

增强体质

适量饮用牛奶，能为身体补充水分、钙和优质蛋白质，有润肠的作用。可通过增强体质而达到健脾胃的效果。

人群须知

推荐人群： 久病体虚、营养不良、骨质疏松者。

慎食人群： 对牛奶过敏、反流性食管炎、肠易激综合征、肠炎患者。

营养师支招

牛奶不要空腹喝，最好搭配馒头、米饭、面包等淀粉食物同食，以延长牛奶在胃中的停留时间，使蛋白质被更好地消化吸收。

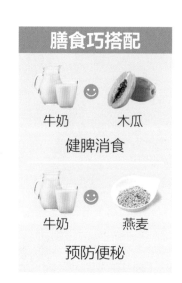

膳食巧搭配

牛奶　木瓜
健脾消食

牛奶　燕麦
预防便秘

牛奶炖木瓜 促消化、保护胃黏膜

材料　木瓜 1 个，牛奶 250 毫升，红枣 25 克。

调料　冰糖 2 克。

做法

1 红枣洗净，去核；木瓜洗净，在顶部切开，将子及部分果肉刮出，备用。

2 炖盅置火上，将牛奶、木瓜肉、红枣、冰糖及适量水放入木瓜内，再将木瓜放入炖盅炖 20 分钟即可。

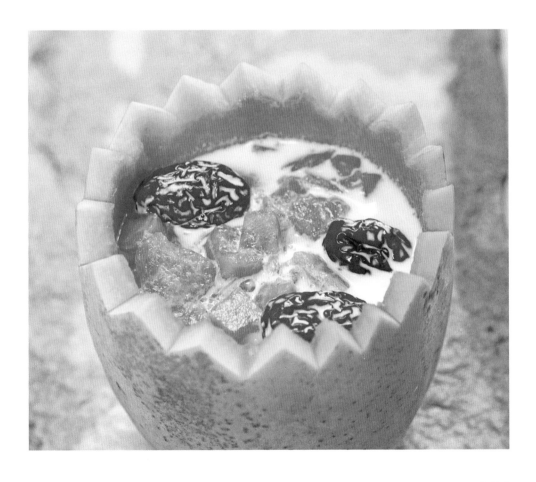

花生

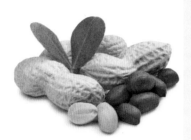

养胃健脾

性味归经		热量	313 千卡
性平，味甘；归心、肺经。		蛋白质	12.0 克
		脂肪	25.4 克
推荐用量		碳水化合物	13.6 克
每日 30 克		镁	110.0 毫克
		钾	390.0 毫克
		膳食纤维	7.7 克

为什么推荐吃

润肠，促排便

花生富含膳食纤维及不饱和脂肪酸，可以清除附着在肠道内的胆固醇等，促进排便。

人群须知

推荐人群：病后体虚、贫血、便秘者。

慎食人群：患胆道疾病或胆囊切除、血黏度高或有血栓者。

营养师支招

花生应连同红衣一起食用，能够起到养血、补血的作用。

炒花生和油炸花生性质燥热，建议少食。

膳食巧搭配

花生 😊 猪蹄

养胃、通乳

花生 😊 芹菜

通便、降压

猪蹄花生浓汤　养胃、润肤

材料　猪蹄 300 克，花生米 50 克，枸杞子 3 克。

调料　盐、料酒、葱段、姜片各 3 克。

做法

1 猪蹄洗净，用刀轻刮表皮，剁成小块，焯水备用；花生米泡水半小时后煮开，捞出备用。

2 汤锅加清水，放入猪蹄以及料酒、葱段、姜片，大火煮开后转小火炖 1 小时，放入花生米再炖 1 小时，加枸杞子同煮 10 分钟，加盐即可。

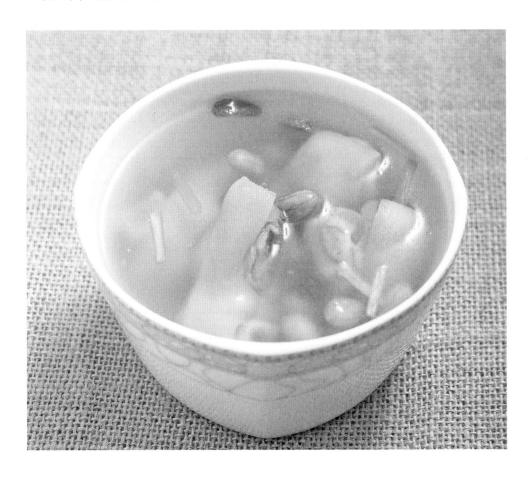

精制糖 影响肠道环境

不推荐原因

大量食用精制糖，其中所含的糖分进入肠道后，会通过发酵产生过多气体，导致胃肠胀气，从而影响肠胃的正常活动，加重肠胃负担。而且摄入过多精制糖会破坏肠道菌群，影响肠道环境。

排毒保健品 伤脾胃

不推荐原因

大多数排毒保健品是通过促进排泄来达到排毒的效果，这些保健品长期食用容易伤脾胃，甚至会影响人体对其他营养物质的吸收。人体其实自身有解毒器官，比如肝脏、皮肤、肾脏等；大肠内由细菌腐败作用产生的毒素通过合理饮食也是可以排出体外的，比如多吃富含维生素和膳食纤维的新鲜蔬果，多喝水，适当吃粗粮等，都有促进排毒的作用。

PART 4

药食两用中药材

养护肠胃功不可没

黄芪

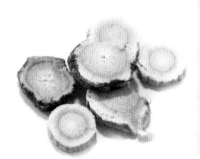

预防胃溃疡

性味归经	用法
性微温，味酸、甘；归脾、胃、肝经。	内服：煲汤、炖肉、泡水。

推荐用量	
每次 15~25 克	

为什么推荐吃

黄芪有调理脾胃的作用，对食少便溏有很好的食疗作用；黄芪中所含的植物功能成分对幽门螺杆菌阳性胃溃疡有抑制作用。

人群须知

推荐人群： 脾胃虚弱、脾虚泄泻及幽门螺杆菌阳性胃溃疡患者。

慎食人群： 肠胃有积滞者；感冒患者、经期女性；发热及高血压患者。

营养师支招

黄芪是固表的，春天人体适宜宣发，故春天不宜多食。

膳食巧搭配

黄芪	😊	红枣

益气补血

黄芪	😊	白术

补气健脾

乌鸡黄芪红枣汤 健脾、益气、和中

材料 净乌鸡250克，红枣40克，黄芪15克。

调料 盐3克。

做法

1 净乌鸡冲洗干净，剁成块，焯烫去血水；红枣洗净；黄芪择去杂质，洗净。

2 锅置火上，放入乌鸡、红枣、黄芪，倒入没过食材的清水，大火烧开后转小火煮至乌鸡肉烂，取出黄芪，加盐调味，吃鸡肉、红枣，喝汤即可。

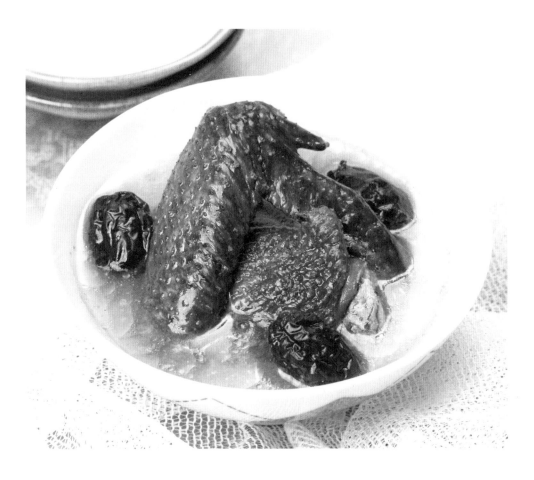

茯苓

预防消化道溃疡

性味归经	用法
性平，味甘、淡；归心、脾、肺、肾经。	内服：煎汤，煮粥，或入丸、散。

推荐用量
每次 9~15 克

为什么推荐吃

茯苓可健脾祛湿，帮助消化，对食少便溏、消化不良等症有较好的食疗功效；茯苓还有助于抑制胃酸分泌，对消化道溃疡有预防功效。

人群须知

推荐人群： 一般人群均可食用，尤其适宜食欲不振、腹泻、心神不安、失眠、多梦者。

慎食人群： 肾虚、多尿、小便不禁或虚寒精滑者。

营养师支招

茯苓可以煎汁、煮汤、煮粥，也可以做成茯苓馒头、茯苓饼，适合身体虚弱的人食用。

膳食巧搭配

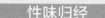

茯苓　　大米

利水消肿

茯苓　　黄芪

补气益胃

芡实茯苓粥　益脾和胃

材料　大米 80 克，芡实 15 克，茯苓 10 克。

做法

1 芡实、茯苓洗净，晾干捣碎；大米淘洗干净。

2 锅置火上，加入适量清水，放入芡实、茯苓大火煮开，煎至软烂时再加入大米，继续煮至成粥即可。

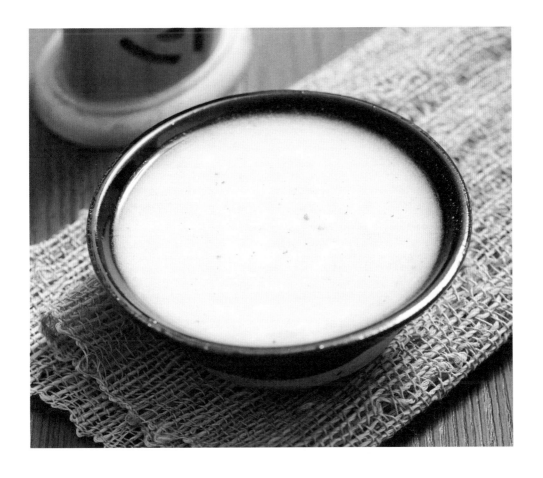

陈皮

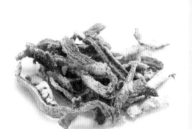

健胃消食，预防消化不良

性味归经	用法
性温，味苦、辛；归脾、肺经。	煎汤、煮粥、泡茶饮或调味。

推荐用量
每次 3~9 克

为什么推荐吃

中医认为，陈皮可以健脾理气、调中、燥湿、化痰。主治脾胃气滞之脘腹胀满或疼痛、消化不良。

人群须知

推荐人群：胃部胀满、消化不良、食欲不振、咳嗽痰多、高血压等患者。

慎食人群：胃热、气虚、干咳无痰、口干舌燥、便秘者。

营养师支招

做荤汤时宜加一小块陈皮，不但可以增香，还能健脾理气、止咳化痰。

膳食巧搭配

陈皮　　　　玫瑰花
理气化痰、缓解胃胀

陈皮　　　　白术
健脾、顺气

陈皮玫瑰花茶　**清热利湿**

材料　陈皮 8 克，玫瑰花 5 克。

做法

1 玫瑰花从花蒂处取散成瓣，洗净控干，与切碎的陈皮同放入有盖杯中。

2 用刚煮沸的水冲泡，拧紧杯盖，闷置 15 分钟即成。

3 一次用料通常可冲泡 3 ~ 5 次，当日喝完，玫瑰花瓣、陈皮也可一并嚼服。

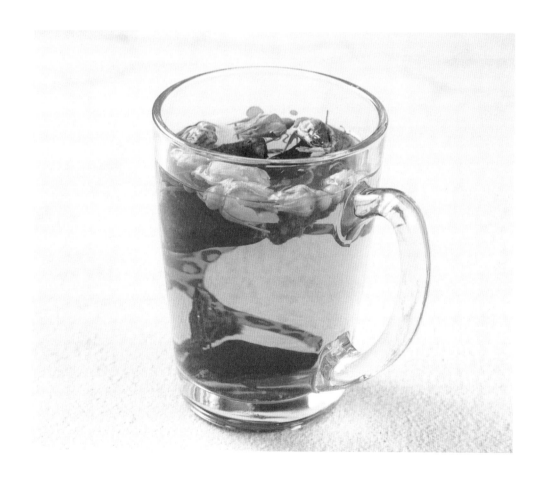

甘草

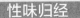

养胃保肝

性味归经	用法
性平，味甘；归心、肺、脾、胃经。	内服：煎汤，煮茶，或入丸、散。 外用：研末掺或煎水洗。
推荐用量	
调和诸药用量宜小，可用 2 ~ 6 克；作为主药用量宜稍大，可用 10 克左右。	

为什么推荐吃

甘草有生甘草和炙甘草之分，炙甘草可以健脾益胃、补气，有助于治疗脾胃虚弱、乏力等病症。

人群须知

推荐人群： 胃溃疡、十二指肠溃疡、神经衰弱、支气管哮喘、血栓静脉炎患者。

慎食人群： 湿盛胀满、水肿、痢疾初起者。

营养师支招

清热解毒宜生用，补中缓急宜炙用。

久服较大剂量的生甘草，可引起水肿等。

膳食巧搭配

甘草　　　　山楂

加快肠道蠕动

甘草　　　　红枣

养心安神

山楂甘草玫瑰茄茶 解暑消食

材料 山楂干、乌梅各 20 克，甘草、玫瑰茄各 8 克，陈皮 4 克。

调料 蜂蜜适量。

做法

1 将所有材料放入锅中，倒入清水适量，大火烧沸后转小火煎煮约 20 分钟。

2 滤出料渣，待茶汤温热时加入蜂蜜，调匀后即可饮用。

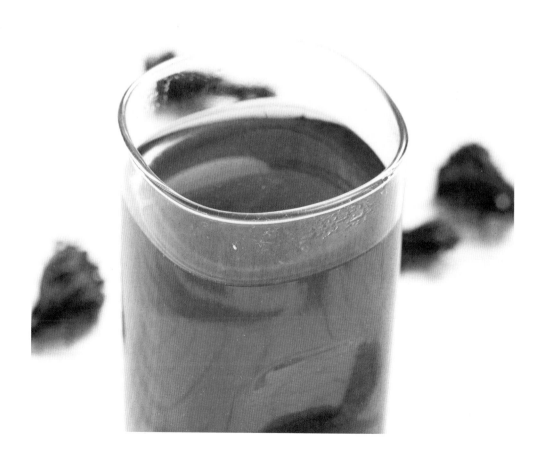

麦芽

行气消食，健脾开胃

性味归经	用法
性平，味甘；归脾、胃、肝经。	内服：煎汤，煮粥，或入丸、散。

推荐用量
煎汤每次10~15克；大剂量可用30~120克。

为什么推荐吃

麦芽中的淀粉酶、B族维生素等成分可以增进胃肠的消化功能，具有开胃消食的作用，特别是对由米面类食物引起的食积不消、腹胀等有较好的食疗功效。

人群须知

推荐人群： 腹部胀痛、脾虚食少、乳汁淤积、乳房胀痛的女性。

慎食人群： 服用水杨酸钠、阿司匹林、四环素的人群。

营养师支招

麦芽经常用于煲汤或煮粥食用，可健脾消食。

膳食巧搭配

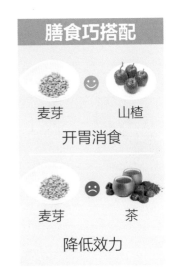

麦芽 ☺ 山楂

开胃消食

麦芽 ☹ 茶

降低效力

山楂麦芽粥 健胃消食

材料 大米 50 克，麦芽 30 克，山楂 15 克，陈皮适量。

做法

1 麦芽、陈皮洗净；大米淘洗干净，用水浸泡 30 分钟；山楂洗净，去核，切块。

2 锅置火上，加适量清水烧开，放入麦芽、陈皮大火煮 30 分钟，再放入大米煮开，加入山楂块，小火熬煮成粥即可。

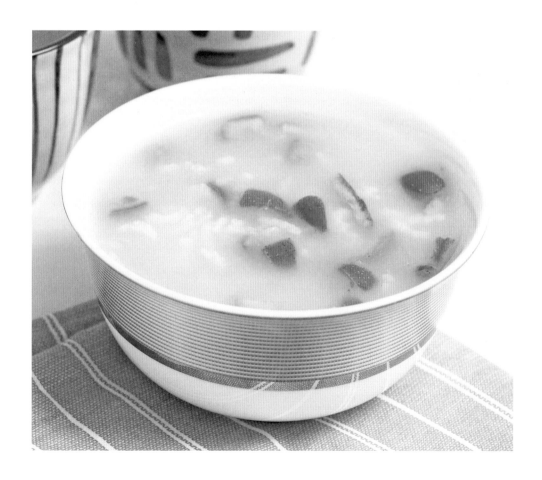

芡实

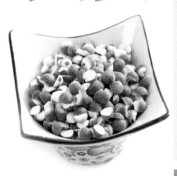

补脾止泻

性味归经	用法
性平，味甘，无毒；归脾、肾经。	内服：煎汤，或入丸、散。

推荐用量	
每次 6~12 克	

为什么推荐吃

芡实可以固肾涩精、补脾止泻，人体脾胃功能增强了，相应地可以增强消化功能。

人群须知

推荐人群： 女性脾虚白带频多、肾亏引起的腰酸痛、早泄、慢性腹泻者。

慎食人群： 气郁痞胀、便秘、食不运化者。

营养师支招

芡实分生用和炒用两种：生芡实以补肾为主，炒芡实以健脾开胃为主。

膳食巧搭配

芡实 　　　 薏米

利尿降脂

芡实 　　　 莲子

安神、益脾、止泻

芡实薏米老鸭汤 健脾、滋阴

材料 芡实 10 克，薏米 25 克，净老鸭半只。

调料 盐 2 克。

做法

1 薏米洗净，浸泡 3 小时；老鸭洗净，剁块焯水备用。

2 鸭块放入砂锅内，加适量清水，大火煮沸后加入薏米和芡实，小火炖煮 2 小时，加盐调味即可。

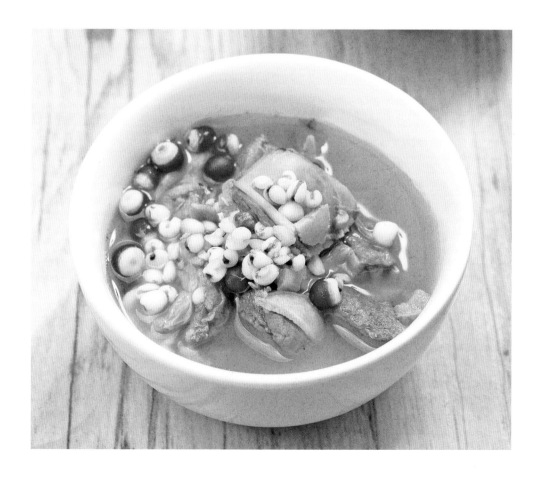

荷叶

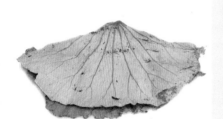

清热解暑，开胃消食

性味归经	用法
性平，味苦、涩，无毒；归肝、脾、心经。	内服：煎汤，或入丸、散。 外用：捣敷、研末或煎水洗。
推荐用量	
干品6~10克，鲜品15~30克。	

为什么推荐吃

《本草通玄》中说荷叶可"开胃消食，止血固精"。现代药理研究表明，荷叶含有荷叶碱等多种生物碱，可健胃消食、利水轻体，辅治腹泻、肠炎等症。

人群须知

推荐人群：高血压、血脂异常、肥胖患者。
慎食人群：体瘦气血虚弱者。

营养师支招

荷叶药性偏凉，最好能和其他中药材搭配，以中和药性，更好地发挥保健作用。

膳食巧搭配

荷叶　　决明子
降压、明目、消食

决明子荷叶茶 养脾护胃、降血压

材料 决明子 10 克，荷叶 8 克，乌龙茶 3 克。

做法

1 锅置火上，将决明子放入锅中炒干；荷叶切成丝。

2 所有材料一起放入杯中，再冲入沸水，盖上盖闷泡约 10 分钟即可。

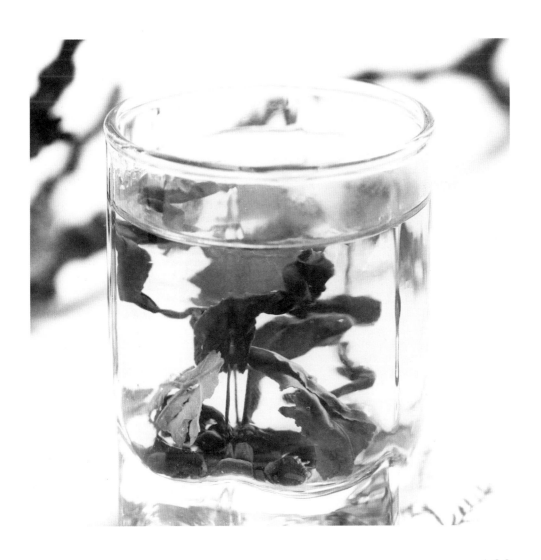

荷叶蒸饭　养脾护胃、降血压

材料　胡萝卜120克，洋葱60克，培根50克，鸡蛋1个，米饭200克，荷叶1张。

调料　盐3克。

做法

1　胡萝卜、洋葱洗净，去外皮，切丝；培根切片。

2　鸡蛋打散，入油锅炒至半熟，放胡萝卜丝、洋葱丝和培根片炒匀，再加米饭翻炒，加盐炒至米饭出香，出锅。

3　荷叶焯烫，捞出，叶面向上铺平，在荷叶中央倒入炒好的米饭，将荷叶四个角向中心折入，再倒扣到盘中，入凉水锅隔水蒸至水沸，再续蒸约15分钟即可。

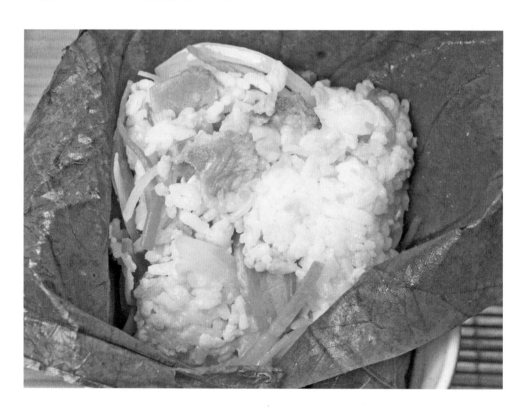

PART 5

肠胃病
饮食推荐
对症进食
强化肠胃功能

功能性便秘

　　排便习惯因人而异，在不对自己的生活和健康造成困扰的前提下，一般视为是正常的。但是如果排便习惯突然改变，比如大便次数减少、粪便干燥难解等，则说明肠道出问题了。这里主要针对功能型便秘也就是暂时性便秘来说，其主要是由于饮食不合理、精神压力大、过度疲劳、缺少运动等引起。

饮食要点

增加膳食纤维的摄入，促进肠蠕动	☺	膳食纤维能够吸收肠道内的水分，软化粪便，促进肠道蠕动，从而帮助粪便排出。因此，便秘者饮食中要选择谷物、蔬果和豆类等富含膳食纤维的食物。
多喝水软化粪便，增强排便力	☺	要想排便通畅，就要使肠道内有充足的水分，以达到软化粪便的作用，以利于粪便排出。摄入充足的水分，还能增强排泄的动力。
增加 B 族维生素供给，提升肠动力	☺	B 族维生素能够促进肠道蠕动，体内一旦缺乏则容易导致胃肠蠕动无力、消化液分泌不良，进而造成消化不良、便秘、口臭等问题。B 族维生素广泛存在于米糠、麸皮、酵母、动物肝脏、肉类等食物中。

摄入适量的油脂		适量摄入油脂，有润肠的功效，可以促使粪便顺利从肠内通过，但一定不能过量摄取，否则会引起肥胖。每天可适当吃点花生、核桃、芝麻、松子等坚果类食物。
辛辣食物		辣椒、胡椒、姜、蒜等辛辣食物不宜多吃，否则会使胃肠燥热内积，反而加重便秘。
咖啡、浓茶		咖啡和浓茶含鞣酸、咖啡因等物质，有一定的收敛作用，会减少胃肠道的蠕动，便秘者大量饮用会使症状加重。

生活调理要点

养成每天定时排便的好习惯，即使没有便意也要去排便。排便时不要看手机，要集中注意力。

长期便秘的人应多做提肛锻炼，以减少局部静脉瘀血，防止静脉曲张。

避免久坐久蹲，适时调整体位，改善肛门血液循环。

适当按摩腹部，如每天清晨顺时针揉腹 50~100 下。

烤红薯 缓解便秘

材料 红薯 200 克。

做法

1 红薯洗净，用厨房纸巾薄薄地裹上一层。

2 将红薯放入微波炉的托盘上，用高火加热 3~4 分钟，取出翻面，再继续加热 3~4 分钟即可。

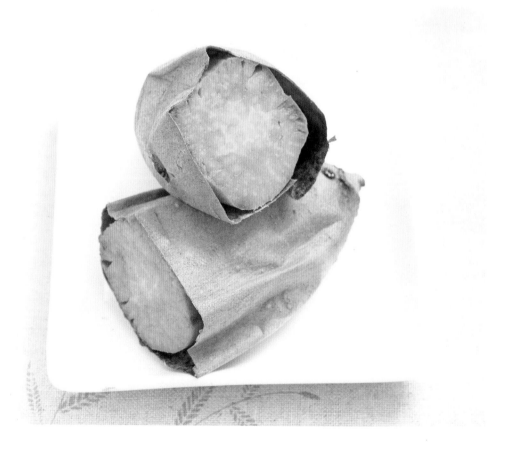

南瓜红枣燕麦粥 补脾、利便

材料 南瓜 200 克，燕麦片 50 克，红枣 6 个，枸杞子 10 克。

做法

1 南瓜去皮、去瓤后切小块；红枣、枸杞子洗净，红枣去核。

2 砂锅中放入适量水，倒入切好的南瓜，煮开后再煮 20 分钟左右。

3 放入燕麦片、红枣、枸杞子，续煮 10 分钟左右即可。

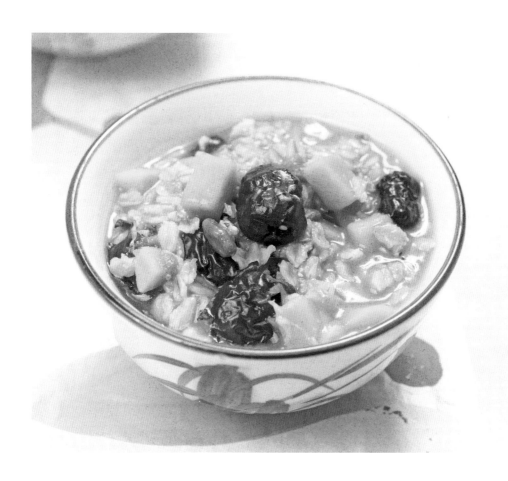

功能性消化不良

消化不良表现为上腹痛、上腹胀、嗳气、食欲缺乏、恶心、呕吐等，可分为溃疡性消化不良和单纯功能性消化不良，大多数为后者。功能性消化不良与肠胃动力不足、精神情绪变化等密切相关，可通过饮食调理与精神调护加以改善。

饮食要点

定时定量，少食多餐	☺	吃饭要有规律，并且最好少食多餐，避免过饱，改善因肠胃动力不足而造成饱胀、胃痛。
宜进食软烂食物	☺	胃动力不足时，消化能力减弱，食物要细、软、烂，易于吸收，不易增加肠胃负担，同时烹调方式最好选择蒸、煮、炖。
细嚼慢咽	☺	咀嚼食物的次数越多越充分，分泌的唾液也越多，越能促进消化，并且食物进入肠胃后对胃黏膜也有保护作用。
适当吃一些能促进消化的食物	☺	酸奶、山楂、苹果、菠萝、木瓜、猕猴桃、番茄、大麦茶、陈皮等食物中含有各种有机酸或分解酶等，可以促进食物的消化。

山楂木耳粥　促进消化

材料　大米 50 克，鲜山楂 20 克，干木耳 5 克。

做法

1 木耳泡发，洗净，切丝；大米淘洗干净，备用；山楂洗净，去核，切碎。

2 锅中倒入适量水，把木耳丝倒进去，开中火煮，水开后倒入淘洗干净的大米，大火烧开后转小火煮 20 分钟，倒入切好的山楂碎，待大米熟烂后即可关火。

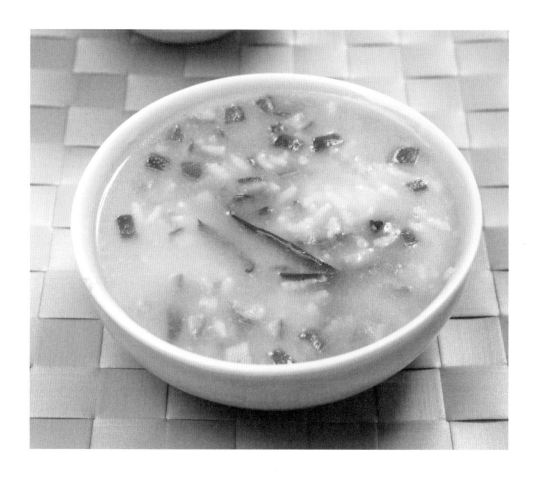

腹泻

　　腹泻俗称拉肚子，是一种常见的肠道疾病，分急性和慢性两种，多由饮食原因造成，比如吃了不洁净、腐败变质的食物，吃了有毒、引起过敏的食物等。单纯的饮食不洁引起的腹泻一般可以自我调理，如果是因食物中毒等引起的，或者症状严重者则应及时就医。

饮食要点

增加饮水量		腹泻会使体内的水分大量排出，因此一定要及时补充水分，以免脱水。
腹泻期间宜采用循序渐进的进食方式		腹泻初期，可以吃少渣流食，比如米汤、藕粉、菜水等；恢复期可吃半流食，如米粥、馄饨、烂面条、蒸鸡蛋、豆腐脑等；逐渐过渡到软食，如软饭、豆腐、饺子、包子等。
进食高蛋白质食物	☺	膳食应提供充足的热量及蛋白质，以增强抗病力。仍以软烂、易消化为主，食材可选择鱼肉、去皮鸡肉、豆腐、鸡蛋等，烹调方式以蒸、煮为主。

三鲜馄饨　补充营养、缓解腹泻

材料　馄饨皮 250 克，鸡蛋 2 个，泡发海米 50 克，香菜 100 克，榨菜、紫菜各 5 克。

调料　生抽、盐、香油各 2 克。

做法

1 香菜择洗净，切末；鸡蛋打散成蛋液，倒入锅内炒熟，盛出剁碎，加香菜末、海米、盐、生抽拌匀，制成馅料；取馄饨皮，包入馅料。

2 锅内加适量水烧开，倒入碗中，放入榨菜末、紫菜、香油。

3 另起锅，加清水烧开，下入馄饨，煮熟后捞入调好的汤碗中即可。

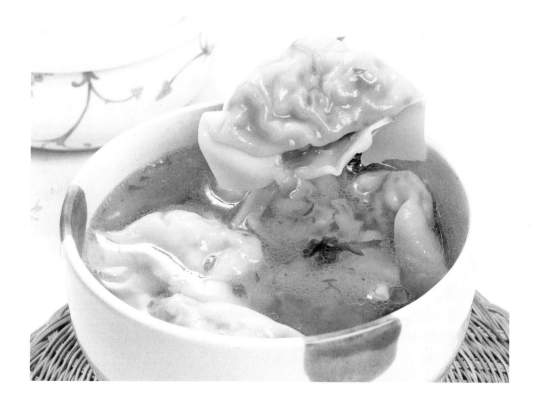

胃溃疡

在正常情况下，胃是不能把自己消化掉的，但是如果胃酸分泌过多，或者感染幽门螺杆菌，或者长期酗酒、长期服用阿司匹林等药物损伤了胃壁，胃就会开始消化自己，胃黏膜被腐蚀，就会形成胃溃疡。胃溃疡常并发消化道出血、胃穿孔、幽门梗阻等，若不重视，易发展为胃癌。

饮食要点

少食多餐，不要吃得过饱	☺	胃溃疡患者如果吃得过饱，会导致胃窦部过度扩张，胃酸分泌增加，加重病情。因此，可以每天适当增加2~3餐。
补充优质蛋白质	☺	优质蛋白质容易消化吸收，能修复受损的胃黏膜，增强胃黏膜的抵抗力。可适当食用鱼、虾、蛋、豆制品等。瘦肉也是优质蛋白质的好来源，但是最好剁成肉末，以蒸、煮、炒等形式烹调，不宜煎、炸、熏、烤，以免难以消化。
进食富含维生素的蔬果	☺	维生素A、B族维生素、维生素C可以增强机体抵抗力，有助于修复受损组织、促进溃疡愈合，如菠菜、胡萝卜、草莓、猕猴桃等均富含维生素，可适当多吃。

过咸、过甜、过酸的食物	☹	这类食物会刺激胃酸的分泌，加重症状，胃溃疡患者一定要少吃。
牛奶及奶制品	☹	牛奶会促进胃酸分泌，而胃溃疡需要抗酸治疗，因此胃溃疡患者应注意不要过多摄入牛奶及奶制品，以免加重病情。
过冷、过热的食物	☹	饮食一定要注意温度，以温为宜，不应吃生冷的食物，以免刺激胃黏膜，加重不适感；更不应吃过热的食物，否则会引起疼痛，甚至使溃疡面血管扩张而引起出血。
烹调方法不宜采用煎、炸、熏烤	☹	煎、炸、熏烤等方法烹制的食物不易消化，在胃内停留时间较长，影响溃疡面的愈合。
浓茶、咖啡、酒	☹	茶和咖啡中的刺激性物质会作用于胃壁，刺激胃酸分泌，不利于溃疡面的愈合。酒精对胃黏膜损伤大，会加重胃溃疡。

181

鲫鱼蒸蛋 促进溃疡面愈合

材料　鲫鱼 400 克，鸡蛋 1 个。

调料　香油、酱油、料酒各 2 克，盐 1 克，葱花少许，鲜汤适量。

做法

1 鲫鱼处理干净，用刀在鱼体两面切花刀，抹匀盐、料酒。

2 鸡蛋磕开，打散，倒入适量鲜汤，加盐、植物油搅匀。

3 鲫鱼放在鸡蛋液中，上屉，大火蒸 15 分钟。

4 另取一碗，放入葱花、酱油、香油和少量鲜汤，调成味汁，浇在蒸好的鱼上即可。

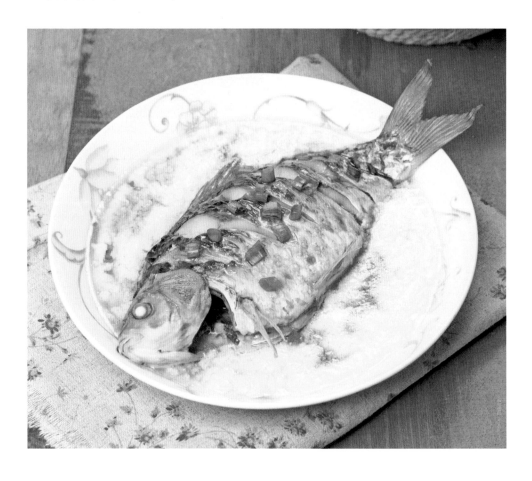

肉末油菜粥　**修复溃疡面**

材料　大米 75 克，猪瘦肉 50 克，油菜叶 40 克。

调料　白糖、盐各 2 克，酱油 1 克，葱末、姜末各少许。

做法

1 油菜叶洗净，切碎；大米洗净；猪瘦肉洗净，切末。

2 锅中倒入适量水煮开，放入大米，大火煮开后转小火熬煮成粥。

3 另起锅，放油烧热，炒香葱末、姜末，炒散肉末，加酱油、
　白糖略炒，放油菜碎、盐炒匀，起锅，倒入粥锅中稍煮即可。

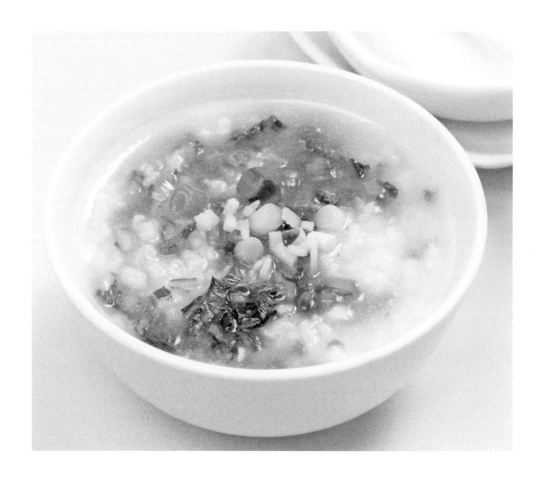

胃下垂

胃下垂是指胃的位置大大降低，胃的上界位置可低至肚脐以下，常伴有不同程度的腹胀、上腹不适、腹痛和嗳气等症状。胃下垂的轻重程度与饮食密切相关，由于胃下垂者消化功能减弱，一旦饮食不当就会出现消化不良症状。

饮食要点

饮食宜细软	☺	细软食物易消化，主食可做成软饭、粥、烂面条等，副食则最好将食物弄得细碎一些，并且采用蒸、煮、炖的烹调方式，以减轻肠胃的消化负担。
少食多餐	☺	胃下垂者有明显的饱胀下坠感，尤其是进食以后更加明显，因此一定要少食多餐，以缓解下坠感，可每天安排 4~6 餐。此外，胃下垂者胃肠蠕动减慢，一次进食过多会导致食物滞留在胃里，容易造成消化不良。
增加蔬果的摄入	☺	胃下垂者胃的蠕动速度慢，极易发生便秘，因此可摄入足量的蔬菜和水果，防止便秘的发生，同时也能补足维生素和矿物质，达到营养均衡。

清蒸冬瓜排骨 促进胃肠蠕动

材料 猪排骨 300 克，冬瓜 200 克。

调料 料酒 3 克，盐、姜末、葱末各 2 克，鲜汤适量。

做法

1 猪排骨洗净，剁成段，凉水下锅焯烫，捞出放入大碗中；冬瓜去皮除子，洗净，切成 0.5 厘米厚的片。

2 锅内倒入鲜汤，加盐、料酒烧沸，放入葱末、姜末，撇去浮沫，倒入装有猪排骨的碗中，放入冬瓜片，入蒸锅蒸至猪排骨熟透，取出，撇去浮沫即可。

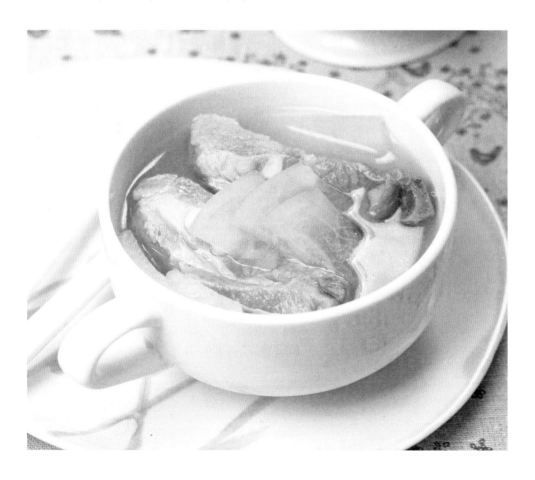

急性胃炎

　　急性胃炎是由不同原因导致的胃黏膜急性受损并出现炎症，可伴有腹痛、呕吐、恶心、食欲缺乏、腹泻等症，其最大的特点是发病急。大量进食过冷、过热的食物或者粗糙的食物，服药不当、饮食不洁导致的细菌感染等，都可能引起急性胃炎。急性胃炎重在预防，轻度者一般可以自愈，症状严重者则须及时就医。

饮食要点

发病期间及时补水	☺	发病初期要及时补充液体，可以喝一些淡盐水，以免呕吐、腹泻引起脱水。还可食用一些鲜榨果汁、藕粉、米汤、鸡蛋汤等流质食物，并大量饮水，以缓解脱水并加快毒素的排出。
吃清淡、易消化的食物	☺	发病初期，每餐少吃一些清淡、易消化的清粥、软面汤、烂面条等，以促进胃黏膜的修复。恢复期可以吃蒸鸡蛋羹、酸奶、清蒸鱼、瘦肉泥、嫩菜叶等。每餐食量宜少，一日进餐 5~6 次较为适宜。症状好转后可逐渐添加馒头、面包、苏打饼干等。

饮食过冷、过热，或冷热混杂	☹	饮食过冷、过热，或者刚吃完凉的又吃热的，会使胃黏膜难以承受而引发急性胃炎。
高蛋白质食物	☹	发病初期，不要急于食用肉、鱼、牛奶等高蛋白质食物。这类食物不易消化，会加重肠胃负担。恢复期可以适当进食蛋白质类食物，但是肉类宜制成肉末，鱼类宜清蒸。
胀气食物	☹	易引起胀气的食物，如西蓝花、土豆、红薯、洋葱、圆白菜等，在发病期间不宜多食。
含糖饮料	☹	不宜喝含糖饮料，以免促进胃酸分泌，特别是碳酸饮料，会加重腹泻、胀气症状。

菠菜瘦肉粥 补充流失的营养

材料 菠菜 50 克，猪肉 60 克，白粥 1 小碗。

调料 盐、香油少许。

做法

1 菠菜洗净，焯水，切小段；猪肉洗净，切小片。

2 待锅内白粥煮开后放入肉片，稍煮至变色时加菠菜段，煮熟后放入香油，煮开即可。

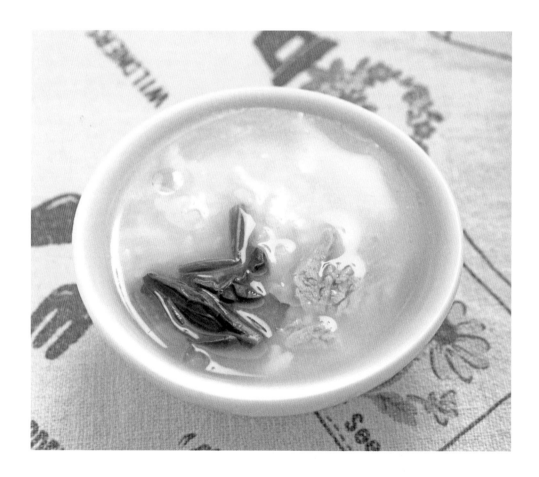

香菇胡萝卜面 养胃、补充营养

材料　面条 60 克，鲜香菇、胡萝卜、菜心各 20 克。

调料　盐、香油各少许。

做法

1 菜心洗净，切段；香菇、胡萝卜均洗净，切小片。

2 锅内倒油烧至五成热，放入胡萝卜片、香菇片、菜心段略炒，加足量清水，大火烧开。

3 锅中下入面条，煮熟，调入盐、香油即可。

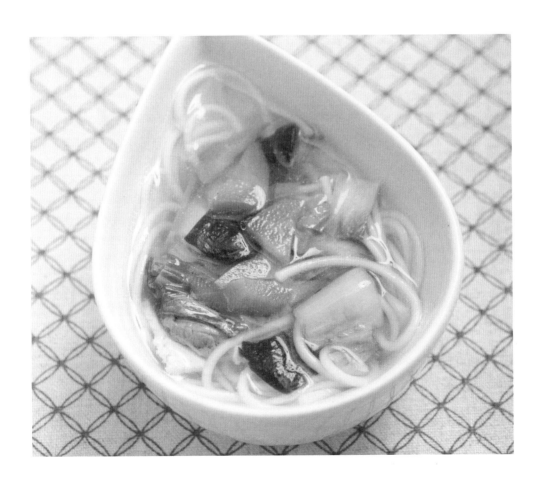

慢性胃炎

　　与急性胃炎相对，慢性胃炎是由不同原因导致的慢性胃黏膜炎症，具有病程长、反复发作、时轻时重的特点。一般分为慢性浅表性胃炎和慢性萎缩性胃炎。情绪因素、天气因素和饮食因素是引发慢性胃炎的几大主因。

饮食要点

饮食宜软	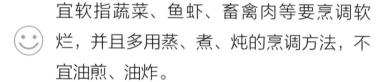	宜软指蔬菜、鱼虾、畜禽肉等要烹调软烂，并且多用蒸、煮、炖的烹调方法，不宜油煎、油炸。
胃酸偏多者，多吃碱性食物		苏打饼干、碱面馒头、新鲜蔬菜等，可以中和过多的胃酸，可适量多食。
胃酸偏少者，多吃原汁浓汤和酸味水果		胃酸分泌少的慢性胃炎患者，可适当喝鱼汤、鸡汤、肉汤，因为鱼、肉、蛋等高蛋白质食物，以及山楂、橘子、橙子等酸味水果、果汁，可增加胃酸分泌，促进食欲。
适当补充优质蛋白质		蛋白质能修复损伤的胃黏膜，增强胃黏膜的抵抗力，因此慢性胃炎患者可适当多吃软烂的鱼、瘦肉、蛋等富含优质蛋白质的食物。

细嚼慢咽	☺	要养成细嚼慢咽的习惯，使食物充分与唾液混合，有利于食物的消化，以减少对胃部的刺激。
常饮酸奶	☺	酸奶不仅可以增强肠道益生菌，抑制有害菌，还能对胃黏膜起保护作用，使受损的胃黏膜得到修复。
饮食过辣	☹	微微的辣味可以促进胃的血液供应，增强胃动力，促进胃液分泌；但是一定注意不能过辣，否则会损伤胃黏膜。
坚硬食物	☹	花生、核桃、腰果等坚果属于坚硬食物，一些坚硬的面包、饼干难于消化，容易刺伤胃黏膜，要少吃。

生活调理要点

避免服用解热镇痛类药物，如阿司匹林等。 ☺

生活有规律，注意休息，不要过于劳累。 ☺

留心气候变化，注意腹部保暖，一旦受凉会影响胃部的血液循环，从而影响胃黏膜的养分供给，降低其抵抗力。 ☺

适当进行体育锻炼，加强腹肌锻炼，增强胃的蠕动力。 ☺

西蓝花蒸蘑菇 中和多余的胃酸

材料 西蓝花 250 克，蘑菇 100 克。

调料 蚝油、水淀粉、盐各 2 克。

做法

1 西蓝花洗净，掰小朵；蘑菇切丁，装盘，放入蒸锅，盖上锅盖蒸 10 分钟左右。

2 取一小锅，将水、盐、蚝油混合煮沸，用水淀粉勾芡。

3 最后将蒸好的西蓝花取出，将芡汁浇于表面即可。

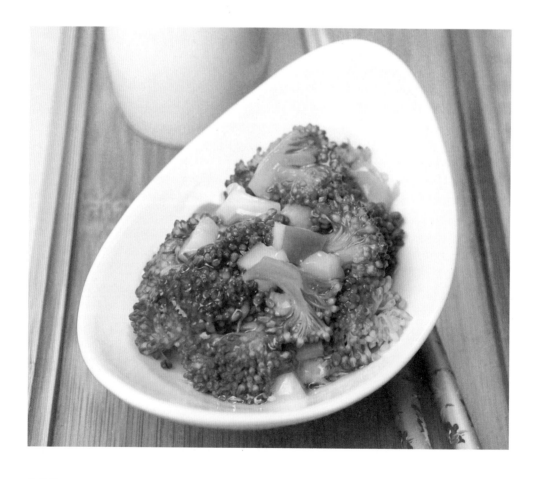

田园蔬菜粥　养胃、补充营养

材料　大米 80 克，西蓝花、胡萝卜各 50 克，蘑菇 40 克。

调料　香菜末 5 克，盐适量。

做法

1　西蓝花洗净，掰成小朵；胡萝卜洗净，去皮，切丁；蘑菇去蒂，洗净，撕条；大米淘洗干净，用清水浸泡 30 分钟。

2　锅置火上，倒入适量清水大火烧开，加大米煮沸，转小火煮20 分钟，下入胡萝卜丁、蘑菇片煮至熟烂，倒入西蓝花煮 3分钟，再加入盐、香菜末拌匀即可。

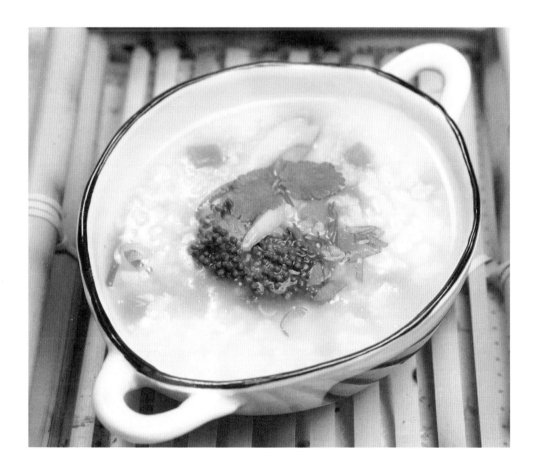

胃癌

　　胃癌的发病原因和机制较复杂，但是可以确认的一点是与饮食密切相关。胃癌一般早期没有明显症状，因此极易被人忽视。对于这一病症，应以预防为主，在接受化疗期间也要做好饮食调理。

胃癌的征兆有哪些

- 乏力、消瘦及贫血。
- 上腹部疼痛，开始为间歇性的隐隐作痛，常常诊断为胃炎或溃疡病等。
- 上腹部不适，多为饱胀感或烧灼感，可以暂时缓解，但会反复出现。
- 食欲减退、嗳气等消化不良症状，表现为食后饱胀感并主动限制饮食，常常伴有嗳气。
- 黑便或大便潜血阳性，如果在没有进食黑色食物的情况下出现大便发黑，应尽早去医院检查。

胃癌的发生因素

- 遗传：胃癌有一定的家族遗传倾向，有家族胃癌病史的人更容易发生胃癌。
- 饮食：腌制、熏制、油炸、霉变等食物，被公认为主要的致癌物质。

饮食要点

易消化的优质蛋白质	☺	蛋白质能提高机体免疫力，有效对抗癌症，对于已经罹患胃癌的人来说，则可以防止病情恶化。鱼、鸡肉、牛肉、蛋类等食物都是优质蛋白质的来源。
多吃有抗氧化作用的食物	☺	香菇、木耳、玉米、西蓝花、番茄等富含抗氧化物质，可以阻断癌细胞的生成，防癌、治癌都宜适当多吃。
坚硬食物、油炸食物	☹	这类食物如果不经过仔细咀嚼，进入胃以后极易刮伤胃壁，损伤胃黏膜，而胃黏膜如果不能及时得到修复，容易导致炎症、溃疡等，引发胃癌。
过咸的食物	☹	腌菜等过咸的食物是引发胃癌的主要诱因，因为这些食物中容易产生亚硝基化合物，可直接作用于胃黏膜，从而引发癌变。
加工肉制品	☹	咸肉、香肠、熏肉等加工肉制品，在制作过程中往往会加入硝酸盐来增长保质期，而硝酸盐在一定条件下又会转化成亚硝酸盐，后者具有致癌性，因此不宜多食。

鸡蛋炒洋葱　增强免疫力

材料　洋葱 200 克，鸡蛋 2 个。

调料　盐 3 克。

做法

1 洋葱去老皮，洗净，切小块；鸡蛋打散，加入洋葱块、盐搅匀。

2 油锅烧热，倒入蛋液翻炒，炒至洋葱变软即可。

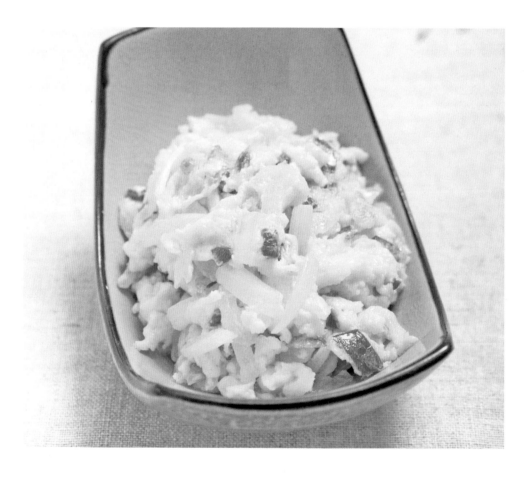

虾仁炝菜花 增强体质、防癌

材料　菜花 250 克，虾仁 100 克。

调料　花椒、盐、香油各适量。

做法

1 菜花洗净，掰小朵，入沸水中焯烫，捞出过凉，沥干水；虾仁挑去虾线，洗净，入沸水中焯烫至熟，捞出过凉。

2 将菜花、虾仁拌在一起，加盐调匀。

3 锅置火上，倒入香油，放入花椒炸香，然后将炸好的油淋在菜花、虾仁上即可。

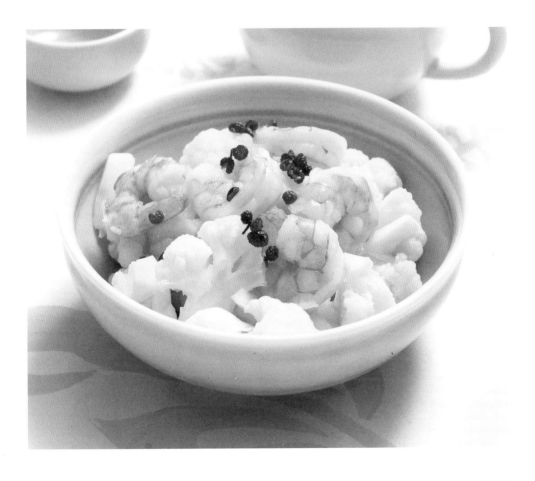

肠易激综合征

　　肠易激综合征是一种肠功能紊乱性疾病，主要表现为腹痛、腹胀、便秘、腹泻、食欲减退等，任何年龄段都有可能发生，尤其以中年人居多。此病除了受饮食因素、天气因素等影响外，受压力、抑郁等精神因素影响也很大。

哪些人易患肠易激综合征

- 有家族史的人。
- 有精神疾病史的人。
- 精神压力大的人。
- 生活起居不规律的人。

饮食要点

饮食有规律	☺	培养良好的饮食习惯，每天按时按点吃饭，以帮助肠胃建立正常的生物钟，减少引起紊乱的可能。
少食多餐	☺	最好少食多餐，每餐不宜过饱，以免造成肠胃负担，导致胃胀和腹泻，诱发肠易激综合征。

经常喝水	☺	出现肠易激综合征时，一定要注意补充水分。如果有便秘症状，充足的水分可以与肠道内的膳食纤维结合，从而软化粪便，增加体积，促进其排出；如果有腹泻症状，多喝水可补充体液，防止脱水。
增加膳食纤维的摄入	☺	玉米、燕麦、芹菜、菠菜、韭菜、芦笋、苹果等富含膳食纤维，可增加胃肠蠕动。一旦缺少膳食纤维，容易导致肠胃功能紊乱，引发肠易激综合征。而患便秘型肠易激综合征的人，也应特别注意多进食富含膳食纤维的食物，以软化粪便，促进排便。
产气食物	☹	肠易激综合征往往会有胀气的表现，因此不宜过多进食产气食物，如奶及奶制品、豆类及其制品、糯米制品等。
高脂食物	☹	黄油、火腿肠、油条、肥肉等高脂食物，会影响胃肠道的蠕动功能，延缓胃的排空，增加消化负担，加重肠易激综合征，因此无论是急性发病期还是间歇期，饮食都要尽量清淡、易消化、少油腻。

木耳炒白菜　排出毒素

材料　大白菜 250 克，干木耳 5 克。

调料　盐 3 克，生抽、白糖、水淀粉各 2 克。

做法

1 大白菜洗净，切片；木耳用水发好，撕成小朵，洗净。

2 锅内倒油烧至六成热，放入白菜片煸炒至发蔫，放入木耳煸炒。

3 调入生抽和白糖，翻炒至八成熟，放入盐略炒，用水淀粉勾
  芡即可。

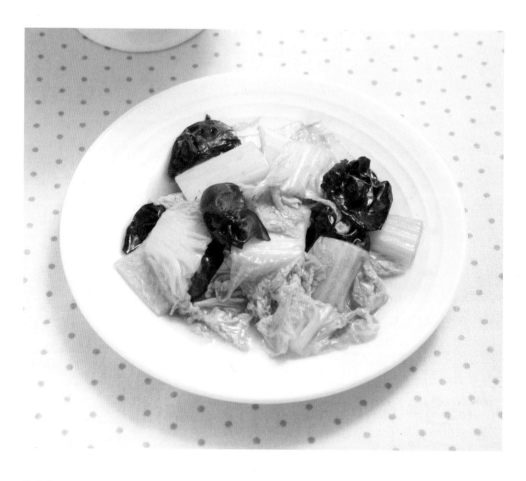

PART 6

人群饮食推荐

适合自己的
才是最好的

儿童

从小把孩子的肠胃保护好，孩子长大后就能少生病。哺乳动物胎儿期，肠道中微生物组有低多样性和低生物量的特征。婴儿从出生开始，消化系统逐渐发育成熟，咀嚼能力也是逐渐加强的。孩子越大，肠道菌群就越复杂，一般到 2 岁的时候，肠道菌群已经接近成年人的数量。要根据孩子不同阶段的生长发育特点合理喂养。

不同阶段养肠胃怎么吃

0~6 个月

母乳是最好的食物，保护孩子的肠胃，应尽可能纯母乳喂养。母乳不足时，再考虑添加配方奶粉。

6~12 个月

可以让宝宝逐渐接受固体食物了，要及时添加辅食。宝宝辅食的第一选择以婴儿米粉最佳，然后逐步添加菜泥、水果泥、鱼泥、肉泥等。辅食添加要循序渐进，从少到多，从稀到干，从细到粗。

1~3 岁

食物种类多一些，以营养易消化为主，逐渐养成进食规律。1 岁以后，孩子能接受的食物种类越来越多，应该尽量多变花样，荤素搭配。

3 岁以后

宝宝 3 岁以后饮食上基本趋于成人，但是家长在食材选择和烹饪方法上要注意结合孩子的发育特点。这个时期是帮助孩子建立良好饮食习惯的关键，要控制零食。

饮食要点

6 个月以后给孩子添加富含铁的食物	☺	6 个月以后，婴儿从母体中获得的铁的储存量基本耗尽，需要从辅食中补充铁，可以从添加强化铁的米粉中获取，还可以陆续添加鱼泥、肉泥、肝泥等含铁丰富的动物性食物。
1~3 岁注重补锌	☺	孩子缺锌会表现为食欲减退，甚至免疫力低下、生长迟缓，因此在饮食上要注意补锌。牡蛎、扇贝、虾等海产品中含锌丰富，可以适当食用。
1 岁以内不吃盐	☺	宝宝 1 岁以内饮食不要添加盐，盐分会增加肾脏、肠胃负担，还会影响宝宝的味蕾。13~24 月龄每日可食用 0~1.5 克。
1~3 岁食物种类多样化，以清淡易消化为主	☺	1 岁以后宝宝的饮食种类要丰富，蔬菜、水果、肉、蛋等要均衡搭配，最好单独加工制作，以易消化为主，多采用蒸、煮、炖等烹调方式。
过早吃成人饭菜	☹	孩子从开始辅食添加到 3 岁，饮食最好单独烹制，以细、软为主，不要过早吃成人饭菜。

南瓜蔬菜粥 保护胃黏膜

材料 大米 20 克，南瓜 30 克，土豆、胡萝卜、板栗各 10 克。

做法

1 大米洗净，浸泡半小时。

2 南瓜、土豆、胡萝卜分别洗净，去皮，蒸熟，捣碎。

3 板栗蒸熟，去壳、去皮，捣碎。

4 将大米和适量水倒入锅中，大火煮开后转小火煮 10 分钟，放入南瓜碎、土豆碎和胡萝卜碎大火煮开，再倒入板栗碎，调小火稍煮即可。

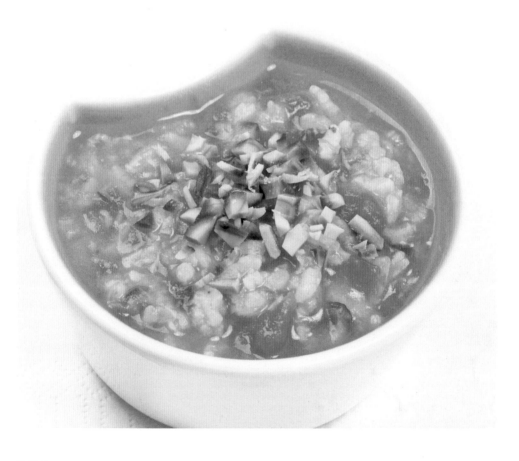

虾仁鱼片炖豆腐 促进生长、易消化

材料　鲜虾仁、嫩豆腐各 100 克，鱼肉 50 克，青菜心 30 克。

调料　盐 2 克，葱末、姜末少许。

做法

1 虾仁、鱼肉洗净，鱼肉切片；青菜心洗净，切段；嫩豆腐洗净，切小块。

2 锅置火上，放油烧热，下葱末、姜末爆锅，再下入青菜心稍炒，加水，放入虾仁、鱼肉片、豆腐块稍炖一会儿，加入盐调味即可。

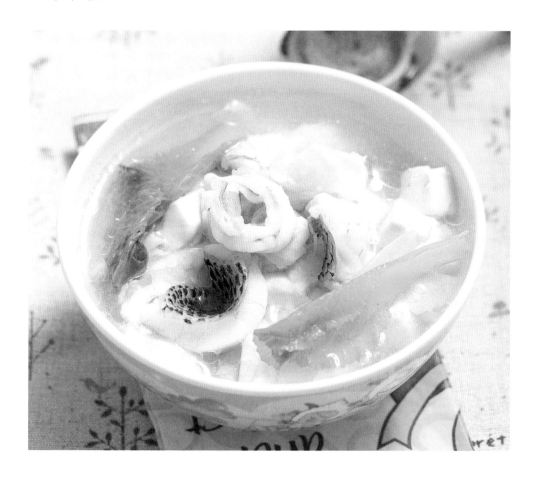

青少年

　　孩子进入青春期（11~18岁）后，生长发育的速度会达到一个高峰，身高和体重都在迅速增加，对营养物质消耗大、需求多。而且此时孩子的消化系统进一步完善，食欲旺盛，就连平日食欲不好的孩子此时的食量也会明显增加。因此，这一阶段要保护好孩子的肠胃，以免影响身体发育。

饮食要点

多吃谷类，供给充足的热量	☺	青春期孩子对热量的需求大，男孩（10~18岁）每日约需2050~2850千卡，女孩（10~18岁）约需1900~2300千卡。这些热量主要来源于碳水化合物、脂肪和蛋白质。
饮食多样化，并注意营养全面	☺	保证肉、水产、蛋、奶、豆类和蔬菜的摄入，这些食物可以为青春期孩子提供丰富的蛋白质、膳食纤维、维生素、矿物质，促进脾胃正常的消化吸收功能，满足其生长发育的需求。
吃饭前后注意休息	☺	很多青少年总是在饭前或饭后进行运动，这对肠胃健康非常不利。因为饭前或饭后马上运动会导致胃肠功能下降，从而引起消化不良及一系列胃肠疾病。

牡蛎炒鸡蛋 提高食欲、补锌补铁

材料　牡蛎肉50克，鸡蛋2个，胡萝卜80克，柿子椒1个。

调料　盐2克，料酒、葱末、姜末各少许。

做法

1 牡蛎肉用盐水浸泡；柿子椒、胡萝卜洗净，胡萝卜去皮，均切丁。

2 牡蛎肉入沸水中煮1分钟，捞起备用；鸡蛋打散，炒熟，盛起备用。

3 用锅中余油大火爆香葱末、姜末，倒入胡萝卜丁和柿子椒丁翻炒，倒入鸡蛋和牡蛎肉同炒，烹入料酒和水，加盐调味，继续翻炒一会儿即可。

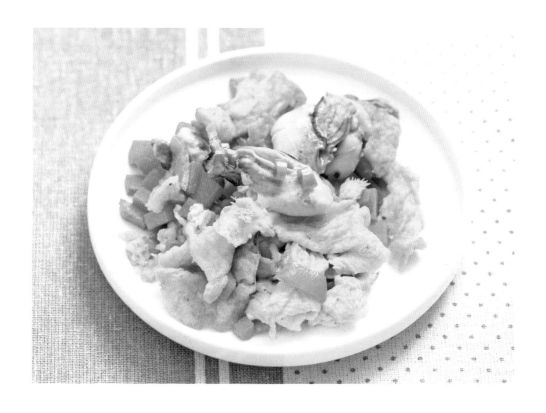

孕妇

怀孕后，由于体内激素水平的变化，女性的乳房、子宫等身体器官会出现很多变化，肠胃也会出现一些不适症状。而孕期正是一人吃两人补的阶段，如果调养不好，会影响肠胃对营养的吸收和胎宝宝的生长发育，因此一定要重视肠胃的调养。

孕期常见的肠胃不适症状及应对措施

孕吐

大多数孕妈妈在孕早期会出现孕吐反应，一般在怀孕三个月以后会有所缓解。

应对措施

少食多餐，以免加重孕吐。

胃酸逆流

怀孕后激素水平的改变致使肠胃蠕动变慢，会延长食物在胃里的时间，且容易使食管括约肌松弛，胃液容易逆流而上。一般在怀孕三个月以后症状可有明显改善。

应对措施

吃点碱性食物，如苏打饼干、发面食品等以中和胃酸。

便秘

从怀孕初期到怀孕晚期都有可能出现，因增大的子宫压迫肠道，肠胃蠕动变慢，食物的消化时间延长，粪便在肠道的停留时间延长。

应对措施

适当摄取富含油脂和膳食纤维的食物，促进肠胃蠕动；严重便秘者要遵医嘱适当服用药物，以免便秘严重引起宫缩。

饮食要点

饮食宜清淡、少食多餐		胃口不佳的情况下，应增加进食次数，饿了就吃点儿，这样既能保证足够的营养，又不会加重肠胃负担。少食多餐还能使胃部不会过饱，可减少胃酸逆流。
吃些有助于缓解孕吐的食物		维生素 B_6 有缓解孕吐的功效，全麦食物中的 B 族维生素含量要高于精白米面，因此孕吐时吃一片全麦食物可以适当减轻孕吐，而且全麦食物富含膳食纤维，可促进胃肠蠕动、缓解孕期便秘。
适当吃一些预防便秘的食物		由于子宫压迫肠胃，消化功能降低，因此孕妈妈容易发生便秘，所以要多吃富含膳食纤维的食物，如燕麦、芹菜、土豆、冬瓜、苹果、香蕉、芝麻、核桃等。
选择健康养胃的零食补充营养		黑芝麻、核桃等都是很好的养胃食物，孕妈妈可以将这些食物当作零食食用，还能促进胎宝宝的发育。而对于出现胃灼热、胃胀等胃部不适的孕妈妈来说，可以随身准备一包苏打饼干，不仅能缓解胃灼热，还能增加饱腹感，避免饥饿引起的不适。

玉米瘦肉粥 预防便秘

材料 猪瘦肉、大米各 50 克，玉米粒 20 克。

调料 盐 2 克。

做法

1 新鲜玉米粒洗净，切碎；猪瘦肉洗净，剁碎；大米淘洗干净。

2 锅内倒入适量清水，将玉米碎、瘦肉碎和大米一同放入，熬煮
至米烂粥熟，然后加少量盐调味即可。

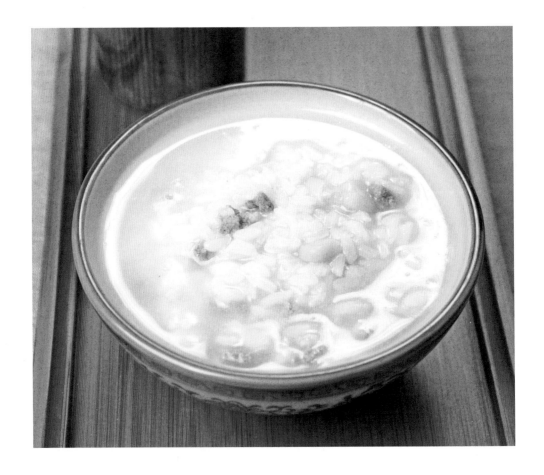

杂粮馒头　增强肠道有益菌

材料　小米面 80 克，面粉 50 克，黄豆面 30 克，酵母 2 克。

做法

1 酵母用温水化开；小米面、黄豆面、面粉倒入盆中，加酵母水和清水搅匀揉成面团，醒发 40 分钟。

2 面团搓粗条，切成面剂，揉成圆形，制成生坯，送入蒸锅蒸 20 分钟即可。

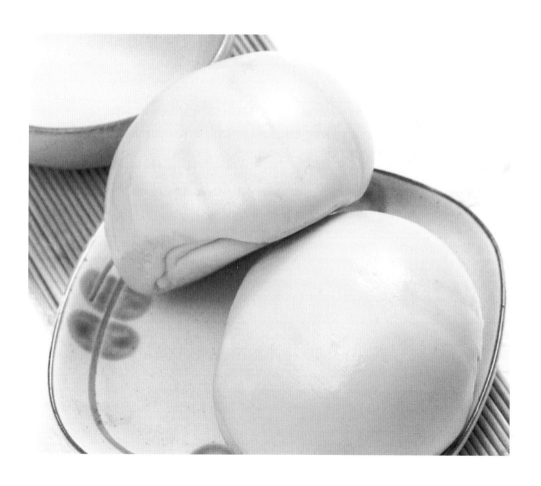

产妇

孕期，孕妈妈的身体各器官发生了很大的变化，逐渐增大的子宫压迫肠胃，导致肠胃功能减弱、肠胃蠕动减慢。分娩后，由于体力消耗大，肠胃功能很难迅速恢复，如果不注意调理，就容易引发肠胃方面的问题，比如产后便秘、胀气等。

饮食要点

少食多餐，每日 5~6 餐	☺	新产妇的胃肠功能减弱、蠕动缓慢，如果一次进食过多过饱，就会增加胃肠负担，少食多餐不仅有利于食物的消化吸收，还能保证摄入更多的营养。因此，产妇可以在每天三顿饭外加 1~3 顿加餐。
清淡少盐	☺	产后饮食要少盐，以免盐分摄入过多破坏胃肠道的正常功能，损伤胃黏膜，同时引起水肿。
饮食一定要软烂	☺	产妇的胃肠虚弱，一定要吃熟、烂、软的食物，以免损伤肠胃健康。适合的饮食有烂面条、小米粥、大米粥、蔬菜汤、蒸蛋羹等。

适当吃一些富含膳食纤维的食物	☺	产妇的身体虚弱，排便的力量减弱，饮食上增加膳食纤维的摄入，可以软化粪便，达到润肠通便的作用。富含膳食纤维的食物有芹菜、菠菜、圆白菜、香菇、金针菇、海带、苹果、橘子、核桃、花生等。
立即进补	☹	产妇的肠胃系统尚未完全恢复，不宜立即进补、喝浓汤等，否则会导致肠胃胀气，还会阻塞乳腺管，影响奶水分泌。一般可在产后一周后开始适当喝汤催奶。
完全不吃水果	☹	很多产妇在月子里不敢吃水果，怕引起腹泻，其实水果富含维生素和矿物质，能促进身体恢复，对肠胃有益，只要不凉着吃，是可以适当食用的，苹果、香蕉、橘子都是很好的选择。
易致上火的水果	☹	芒果、榴梿、荔枝等，都是容易引起上火的水果，月子里不宜多食，出了月子也不宜贪多。

鲜虾蒸蛋 调理脾胃、补虚

材料 鸡蛋 2 个，鲜虾 3 只。

调料 盐、葱末各少许。

做法

1 鲜虾处理干净，取虾仁；鸡蛋打散，加入盐调味，加 30℃ 左右的温水，朝一个方向搅拌均匀。

2 先在容器的内壁上均匀地抹上一层植物油，然后把蛋液倒入容器，加入虾仁、葱末，放入开水锅中隔水蒸熟即可。

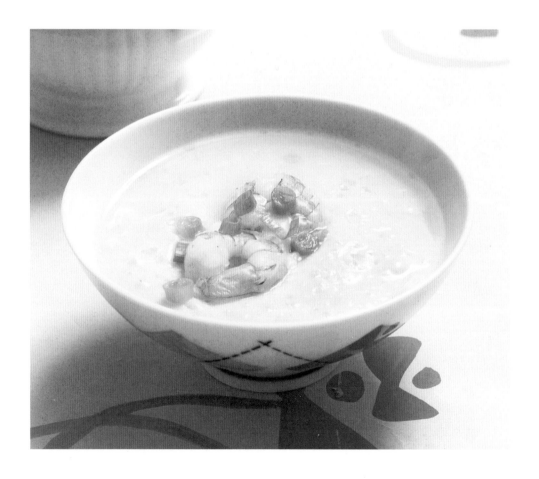

核桃木耳红枣粥 补血、润肠

材料 核桃仁、大米各 50 克，红枣 30 克，干木耳 5 克。

调料 冰糖 2 克。

做法

1 干木耳放入温水中泡发，去蒂，除去杂质，撕成片；红枣洗净，去核；大米淘洗干净；核桃仁洗净。

2 木耳片、核桃仁、大米、红枣一同放入锅中，加适量清水大火烧开，转小火熬煮至木耳熟烂、粥黏稠，加冰糖搅匀即可。

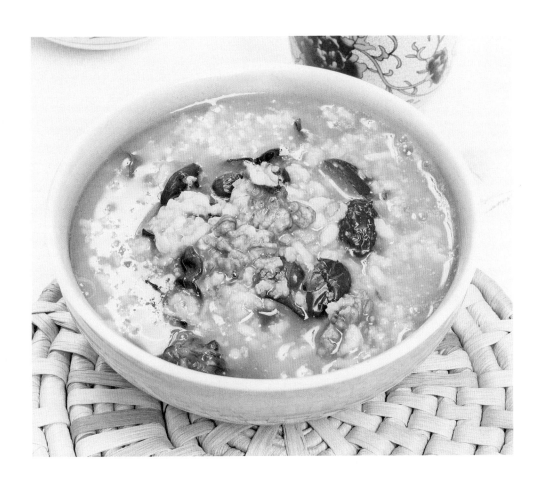

男性

男性一般工作压力比较大，吃饭不规律，加上应酬比较多，在饮食上大多存在高脂肪、高蛋白质的情况，而且有些男士还经常吸烟、饮酒，因此大多存在不同程度的肠胃亚健康，在饮食上要多加注意。

饮食要点

细嚼慢咽	☺	很多男性吃饭的时候狼吞虎咽，这会导致食物未经充分咀嚼就进入肠胃，加重消化负担，还容易吃进去较多的空气而导致胀气，因此吃饭的速度要慢下来，细嚼慢咽最养肠胃。
增加膳食纤维的摄取	☺	新鲜蔬果、木耳、糙米、燕麦、荞麦、豆类等，都是膳食纤维的好来源，膳食纤维可抑制肠道有害菌的繁殖，减少肠道废物与肠壁的接触时间，促使其排出体外，维护肠道健康。
选择健康的消夜	☺	很多上班族避免不了熬夜加班的情况，如果饥肠辘辘，可以适当吃点消夜，但是不要选择方便面、盐酥鸡、炸薯条等不易消化的食物。可选择燕麦、牛奶、新鲜果蔬等食物。

过食肉类		男性大多偏嗜肉类等动物性食物，大鱼大肉含有较多的胆固醇和脂肪，过量食用会给消化系统带来极大负担，还会摄入过多热量导致肥胖。
贪食煎炸、烧烤类食物		这类食物多高蛋白、高脂，且可能含有致癌物质，进入体内不易消化吸收，还会造成肠道菌群紊乱，诱发肠癌。
空腹饮酒、过量饮酒		酒精对胃黏膜的损伤极大，空腹饮酒、过量饮酒会导致胃壁受损，长期过量饮酒会导致慢性萎缩性胃炎、胃癌。
辛辣刺激性调味品		男性大多口味比较重，喜食辣椒、胡椒、芥末等辛辣刺激性调味品，这些食物会对胃肠黏膜产生刺激作用，容易导致胃灼热、反酸、胃炎、胃溃疡、腹泻、便秘等症，不宜多吃。

白灼芥蓝　调理脾胃、补虚

材料　芥蓝 300 克。

调料　葱丝 3 克，酱油、白糖、盐各 2 克，胡椒粉、香油各少许。

做法

1 芥蓝洗净，去根部粗皮。

2 锅置火上，倒入清水烧沸，芥蓝焯至断生后捞出，放盘中。

3 将酱油、白糖、盐、香油、胡椒粉和少许水兑成白灼汁，倒入锅内烧开后浇在芥蓝上，撒葱丝即可。

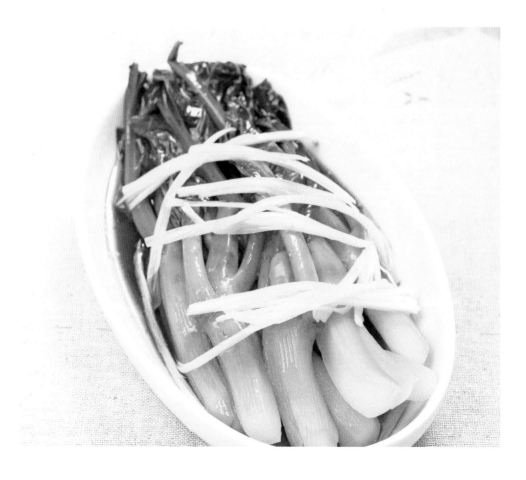

山药羊肉汤 健脾补肾

材料 山药 200 克，羊肉 150 克。

调料 盐 3 克，葱花、姜末、蒜末各 1 克。

做法

1 山药洗净，去皮，切片；羊肉洗净，切块，焯烫一下，捞出沥干。

2 锅置火上，倒植物油烧至八成热，放入葱花、姜末、蒜末爆出香味，放入羊肉块翻炒，倒入适量温水煮沸，加入山药片煮至肉熟山药烂，加盐调味即可。

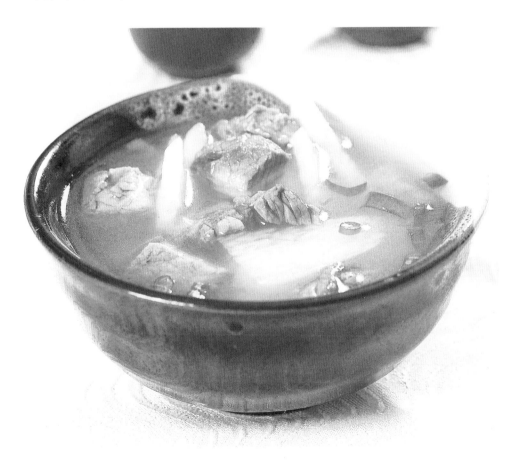

老年人

随着年纪的增长，老年人消化腺分泌功能降低、胃肠蠕动减弱、消化功能减退，进食后消化时间延长，食物在胃中停留的时间也延长，容易造成消化不良、胃胀不舒的情况。

"老胃病"需要特别的关爱

"老胃病"是指那些时间长、反复发作的胃病，包括慢性胃炎、消化性溃疡等，主要表现为胃脘冷痛、呃逆、反酸、大便时干时稀等。有老胃病的人，一定要对此加以重视，多吃养胃食物。出现不适应就医诊治，不要自行判断，以免延误病情。

饮食要点

饮食要软烂、易消化		老年人的消化功能、咀嚼能力都较弱，食物应以细、软为主，可以多吃些软烂的粥、面、蛋羹等，有利于脾胃消化吸收。
适当多吃有润肠效果的食物		大便干燥是中老年人的常见问题，便干易引起便秘、痔疮等症，有心脏病的老年人排便时如果过于用力还会增加心脏负担，导致脑血管意外。所以老年人应多吃一些润肠食物，如香蕉、蜂蜜、芝麻、核桃、花生等。

适当吃粗粮，可粗粮细做	☺	玉米、小米、荞麦等谷类可辅助控糖降脂，但是因为老年人的消化功能降低，大多数人牙齿不太好，因此进食粗粮时可将粗粮与细粮混合食用，烹饪之前先浸泡，尽量做得熟、烂、软。
多吃富含膳食纤维的食物	☺	水果、蔬菜和菌类通常富含膳食纤维，如韭菜、芹菜、葡萄、香菇、木耳、海带等，老年人可以适当食用，以促进胃肠蠕动，预防消化系统癌症。
多吃高蛋白、低脂肪的食物	☺	蛋白质能够提供胃肠肌肉活动的动力，维持胃黏膜正常代谢。老年人应选择鱼肉、鸡肉、蛋类等高蛋白、低脂肪动物性食物，少吃肥肉及动物油，以减轻肠胃负担。
多饮水	☺	体内缺水会使唾液、胆汁、胃液等消化液的分泌量减少，发生消化功能障碍，引起便秘等。因此，老年人应该养成多喝水的习惯，每天坚持饮水 1500~1700 毫升，并在每天的清晨和睡前适量饮用温水。
生硬、煎炸类食物	☹	生硬、煎炸食物不易消化，进食后在胃肠里滞留的时间也较长，可能产生较多气体引发腹胀，不适合老年人食用。

玉米豆渣饼 预防老年性便秘

材料 玉米面 100 克, 黄豆渣 80 克, 韭菜 50 克, 鸡蛋 1 个。

调料 香油 2 克, 盐 1 克。

做法

1 豆渣放入玉米面中, 混合均匀; 鸡蛋打入豆渣玉米面中搅拌均匀; 韭菜洗净切碎, 倒入面中, 调入盐和香油。

2 所有材料混合均匀, 加适量水揉成团, 分小剂, 压成小饼状。

3 平底锅中倒入少许油, 放小饼小火煎至两面金黄即可。

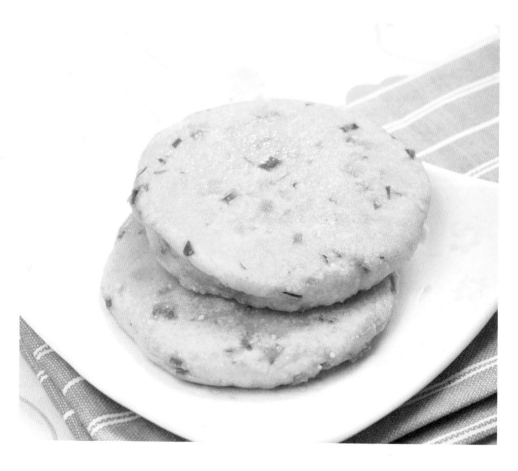

花生菠菜　助消化、预防溃疡

材料　熟花生米 50 克，菠菜 300 克。

调料　盐 3 克，蒜末、香油各 2 克。

做法

1 菠菜择洗干净，入沸水中焯 30 秒，捞出，凉凉，沥干水分，切段。

2 取盘，放入菠菜段、熟花生米，用蒜末、盐和香油调味即可。

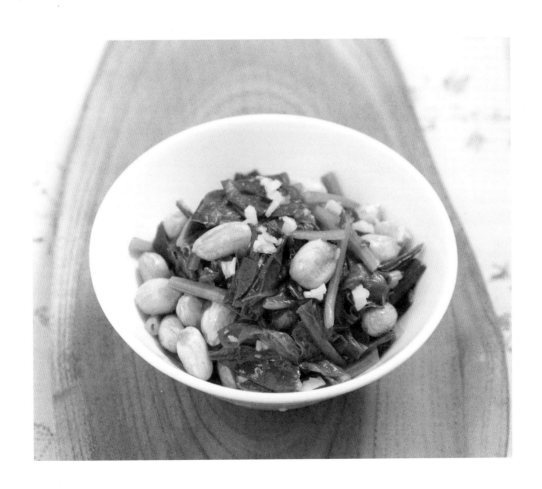

海带结烧豆腐 清热排毒、补钙壮骨

材料 水发海带100克，豆腐200克。

调料 生抽、盐各2克，胡椒粉1克，葱花、姜末、蒜末各少许。

做法

1 豆腐切块，焯水以去掉豆腥味；海带洗净，切片，打结。

2 锅中倒油烧至六成热，爆香葱花、姜末、蒜末，下海带结翻炒，加少量生抽，然后加水，下入豆腐块。

3 水开后加盐、胡椒粉，盖上盖大火炖20分钟左右即可。

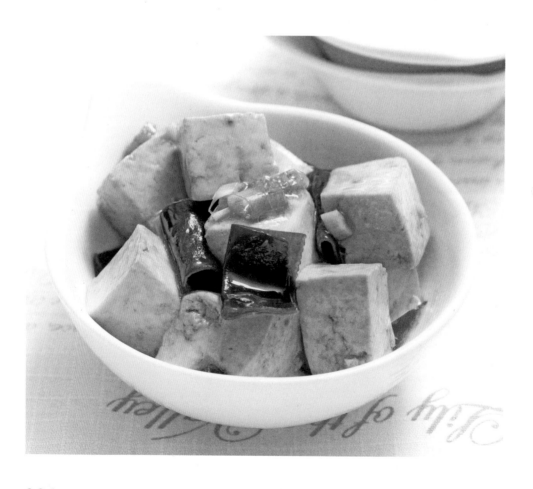

PART 7

四季饮食推荐

因时而异
调整饮食

春季

　　春季温度时高时低，气温变化不定，寒邪侵袭容易使胃阳受阻，胃酸分泌也会增多，易导致胃病旧疾复发。春季人体肝气偏旺，肝气旺则会影响脾胃的消化吸收功能，容易出现食欲不振、消化不良、脾胃失调等症状。

饮食要点

多吃甘味食物，少吃酸味食物	☺	甘味入脾，酸味入肝。甘味食物如红枣、山药、大米、小米、高粱、扁豆、板栗等，能补益脾气。脾与胃互为表里，脾气足可帮助消化。而酸味食物如橘子、山楂、醋、乌梅等，春季不宜多食。
饮食宜清淡	☺	春季肝气旺盛，脾气虚弱，加上经过一个冬季的进补，胃肠积滞严重，容易使胃失和降，因此春季饮食要清淡。
多吃新鲜蔬果	☺	相比而言，冬季的时令蔬果比较少，人体容易缺乏维生素和矿物质，到了春季，可以适当多吃新鲜蔬果，比如菠菜、韭菜、芹菜、胡萝卜、苹果、香蕉等，以补充维生素、矿物质的不足，还能促进食欲，提高免疫力。

多吃温性食物，少吃寒性食物	☺	黄瓜、冬瓜、西瓜、梨等性寒凉的食物，会阻碍春天体内阳气的生发，不宜多食；大葱、生姜、大蒜、韭菜、洋葱等温性食物，能起到护阳散寒的作用，春季可适量多食。
生冷、油腻食物	☹	饮料、凉拌菜等尽量少吃，否则会伤肠胃，引起以吐泻为主的肠胃病。油腻食物比如肥肉、各种油炸食品、各种动物油等均不宜多食，以免加重肠胃负担，影响消化。

生活调理要点

春季，体内的阳气向外生发，而肝主疏泄，如果疏导作用得不到有效发挥，往往会激发急躁的情绪，因此要切忌易暴易怒，保持平和心态。 ☺

适度进行户外运动，以舒筋强骨，比如打球、散步、练太极、放风筝等，以促进人体气血通畅。 ☺

养成早睡早起的习惯，夜晚不要晚于 11 点睡觉，早晨起床不要超过 8 点。 ☺

多晒太阳，以提高身体免疫力。

227

家常炒山药 健脾润肠

材料 山药 200 克，胡萝卜、水发木耳各 50 克。

调料 葱末、姜末、盐、香菜段各 2 克。

做法

1 山药去皮，洗净，切片，入沸水中焯一下，捞出；胡萝卜洗净，去皮，切片；水发木耳洗净，撕小片。

2 油锅烧热，爆香葱末、姜末，放山药片翻炒，倒胡萝卜片、木耳片炒熟，加盐调味，撒香菜段即可。

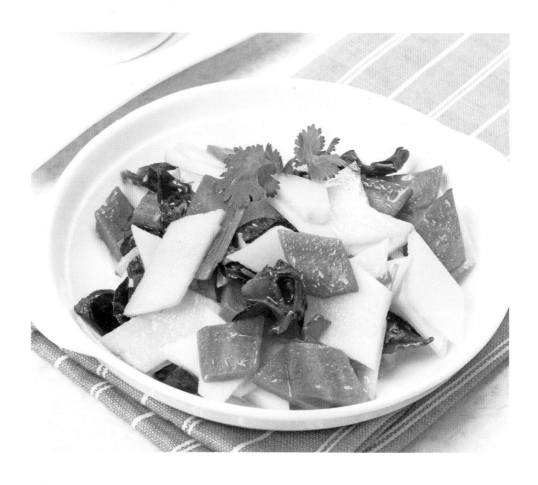

红枣蒸南瓜 健脾养胃

材料 南瓜 200 克，红枣 20 克。

调料 白糖 2 克。

做法

1 南瓜削去硬皮，去瓤，切成厚薄均匀的片；红枣泡发，去核。

2 南瓜片装入盘中，加入白糖拌均匀，摆上红枣。

3 蒸锅上火，放入南瓜片和红枣，蒸约 30 分钟至南瓜熟烂即可。

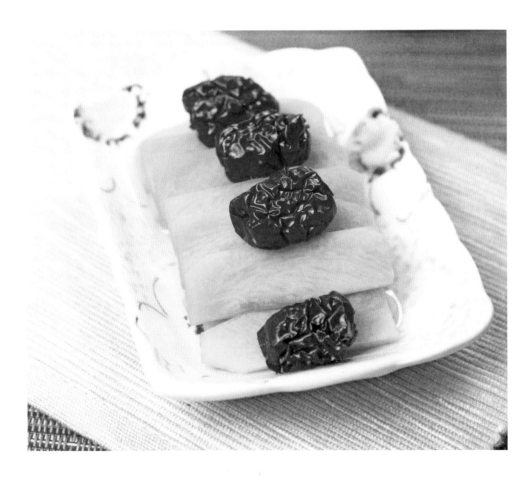

夏季

夏季天气炎热，容易引起人体大量出汗，导致体内的水、矿物质、维生素等大量排出，营养的消耗增大。同时由于高温血液多集中于体表，导致胃肠道供血减少，致使消化液分泌减少、消化功能下降，因此要从饮食上多加调理。夏季也是肠道疾病高发的季节，尤其要注意防范。

饮食要点

注意饮食卫生	☺	夏季气候炎热，细菌繁殖快，容易引起肠黏膜炎症和损伤，导致腹泻、急性胃肠炎等症，因此一定要注意饮食卫生，瓜果等一定要彻底洗净后再吃，不吃隔夜饭菜。
宜吃苦味食物	☺	中医认为，苦味食物可以消炎解暑、健脾，还能促进胃肠蠕动和消化液分泌，预防胃肠道疾病。如苦瓜、苦菜、苦荞麦等都可以适当多吃。
经常喝酸奶	☺	乳酸菌能增加肠道内有益菌的数量，增强机体抵抗力，减少肠燥，改善便秘。

多吃清淡食物	☺	夏季因为天气炎热，人容易没有胃口，吃点清淡的小粥、小菜，能开胃，还能解暑，例如绿豆粥、荷叶粥、拌笋丝等。
吃点祛湿的食物	☺	夏季暑湿严重，尤其是三伏天闷热潮湿，可适当吃点红豆、薏米、绿豆、扁豆等，能健脾祛湿、养胃、排毒。
适当吃点酸味食物	☺	酸味食物能生津止渴、健胃消食、促进食欲，可适当多吃柠檬、菠萝等酸味食物。
热性食物	☹	夏季不宜多吃羊肉、荔枝、桂圆、辣椒等温热食物，否则易引起上火，影响食欲。
过食雪糕、冷饮等	☹	雪糕、冷饮等能消热解暑，但是过于贪凉会使胃黏膜血管收缩、胃液分泌减少，从而引起食欲下降和消化不良，甚至引起胃肠痉挛，导致腹痛、腹泻等症。

生活调理要点

夏季昼长夜短，加上天气炎热，最好养成适当午睡的习惯，以使体内激素分泌平衡，避免因肠胃调节紊乱而导致消化不良等症。 ☺

夏季炎热，人容易烦躁，应该调节情绪，以免不良情绪引起功能性肠胃疾病。 ☺

231

苦瓜煎蛋 润燥、去胃火

材料 鸡蛋1个，苦瓜200克。

调料 葱末5克，盐2克，胡椒粉、料酒各少许。

做法

1 苦瓜洗净，去子，切丁；鸡蛋打散；将二者混匀，加葱末、盐、胡椒粉和料酒调匀。

2 锅置火上，倒入油烧至六成热，倒入蛋液，煎至两面金黄即可。

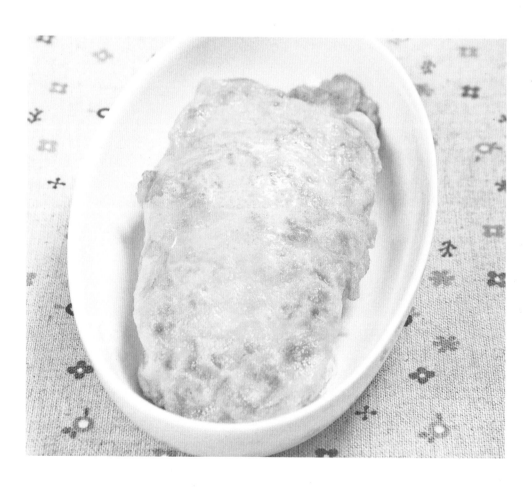

扁豆薏米粥 健脾利湿

材料 薏米60克，大米30克，白扁豆20克。

做法

1 白扁豆挑净杂质，洗净，浸泡4～6小时；薏米淘洗干净，浸泡3～4小时；大米淘洗干净，浸泡30分钟。

2 锅置火上，加适量清水烧开，下入白扁豆、薏米和大米，用大火烧开后转小火煮至米豆熟烂即可。

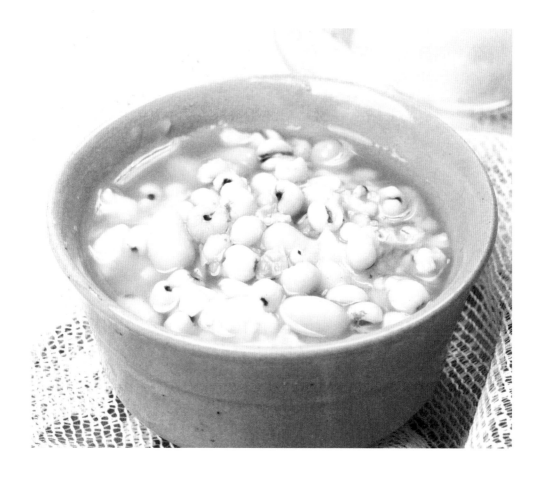

秋季

秋季天气转凉后，人的食欲也逐渐旺盛起来，很多人开始"贴秋膘"，使得脾胃的负担变重，容易引起消化不良、腹胀、腹泻、溃疡等多种肠胃疾病。另外，秋季气候干燥，易伤阴，会造成大便干结，引起便秘。所以秋季饮食既要健脾养胃，又要养阴、防秋燥，以保护消化系统。

饮食要点

补充水分，多吃滋阴润燥的食物		秋季天气干燥，肠胃的抵抗力下降，病菌易乘虚而入，此时应多喝水和粥、果汁、豆浆、牛奶等食物，多吃银耳、百合、莲藕、梨、核桃、糯米、蜂蜜等滋阴润燥的食物，以养护肠胃，避免肠胃疾病的发生。
饮食以温软、清淡、新鲜为宜		秋季天凉，脾胃阳气不足，宜吃温热、软烂、清淡等易消化的食物。莲子、山药、枸杞子、乌鸡、鱼等清补食物可适当多吃。

过分贴秋膘	☹	秋季食材丰富，但食补不可盲目，更要适量，否则很容易因饮食不当而造成脂肪堆积、热量过剩，增加肠胃负担。
煎炸油腻食物	☹	煎炸油腻食物会增加消化难度，还容易导致热量过剩，不宜多食。
辛辣燥热的食物	☹	人体受秋燥的影响很容易上火，若再多吃葱、姜、蒜、韭菜、辣椒等辛辣燥热食物，会使胃火更盛，体内的湿邪无法排出，易导致消化不良、腹胀、便秘等肠胃疾病。

生活调理要点

秋季是调理脾胃最佳的季节，这个时候可以选择健脾胃、补中气的食物，如粳米或糯米。多喝粥类，注意清淡饮食。 ☺

消化不良、容易腹胀的可以轻揉腹部改善症状，将手掌放置脐周旋转按摩 5 分钟，每天可以按摩 2 次。 ☺

食物从胃排空到进入小肠消化大概需要 2 个小时，因此晚餐时间不能太晚，否则胃酸没有及时被食物中和，很容易引发消化性溃疡，导致消化功能变差。 ☺

百合花生莲藕粥 滋阴养胃、健脾止泻

材料 大米 60 克，鲜百合 50 克，莲藕 30 克，花生米 20 克。

做法

1 鲜百合择去杂质，掰开，洗净；莲藕洗净，去皮，切丁；大米淘洗干净。

2 花生米洗净，放入砂锅中，加适量清水，用大火煮沸后转小火煨煮 20 分钟，放入藕丁、百合、大米，用小火煨煮成粥即可。

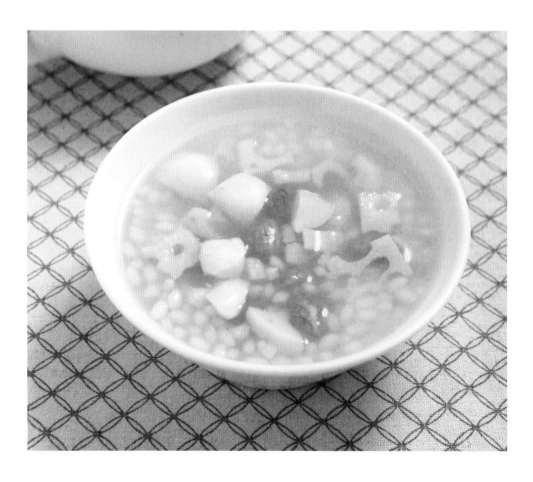

清蒸鲈鱼 调脾胃、补五脏

材料 鲈鱼 300 克，红彩椒 30 克。

调料 姜片、姜丝、葱段各 5 克，葱丝 4 克，料酒、生抽各 2 克，盐少许。

做法

1 鲈鱼去内脏、鱼鳃、鱼鳞，清洗干净，两面打花刀；红彩椒洗净，切丝。

2 在鱼身两面抹上少量料酒和盐，腌 20 分钟，盘中铺上葱段和姜片，放入鲈鱼，入开水锅中大火蒸 8 分钟，关火后虚蒸 5 分钟，出锅，倒出盘子里的汤汁（留用）。

3 炒锅置火上，倒入油烧热，倒入姜丝、红彩椒丝、葱丝爆香，淋入蒸鱼汤汁、生抽小火烧开，淋在鱼身上即可。

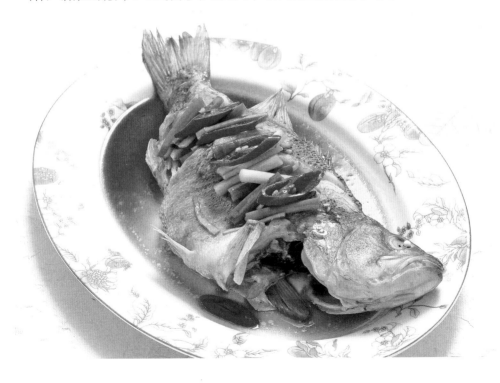

冬季

冬季天气寒冷，冷空气刺激肠胃会引发多种肠胃疾病。另外，冬季人们的食欲旺盛，强调进补，会过量食用高热量、高脂肪、高胆固醇的食物，由此加重肠胃的负担，导致消化不良、腹胀、腹痛等肠胃病。因此，冬季保养肠胃，除了要注意防寒保暖外，还要注意饮食调节。

饮食要点

适当多吃温热性食物，以抵御严寒		冬季可适当多吃温热食物，以保护人体阳气，祛寒暖胃。如桂圆、荔枝、牛肉、羊肉、胡椒、辣椒、蒜等，可适量多食。
适当补充热量		碳水化合物、蛋白质和脂肪能够提供足够的热量，帮助机体抗寒。但是摄入脂肪一定要适度，否则会导致脂肪堆积，加重胃肠负担。瘦肉、鸡蛋、鱼类、乳类、豆制品，脂肪含量较低，且富含优质蛋白质，易于被人体消化吸收，对冬季保养肠胃有利。

及时补充 维生素	☺	冬季寒冷的气候会加速体内维生素的代谢，因此应在饮食中及时补充。维生素 A 能增强肠胃的耐寒能力，维生素 C 可提高肠胃对寒冷的适应能力。因此，冬季可多吃动物肝脏、胡萝卜、南瓜等富含维生素 A 的食物及圆白菜、油菜等富含维生素 C 的食物。
注意补充 矿物质	☺	冬季寒冷，会使矿物质的消耗量增加，而矿物质是保养肠胃必不可少的重要物质，因此，冬天多吃胡萝卜、红薯、土豆、山药、莲藕等富含矿物质的蔬菜，以暖胃护胃、通利肠道。

生活调理要点

冬季是胃炎、胃痉挛等疾病的高发期，一定要注意防寒保暖，尤其注意胃部保暖。 ☺

阳光充足的时候，适度参加户外活动，不仅能舒缓心情，还可以补充钙质，尤其要注意背部的保养，让背部多晒晒阳光，有助于肾的阳气生发。 ☺

坚持锻炼能提高抗寒能力和胃肠的血液循环。 ☺

冬季以敛阴藏阳为根本，在情志方面要做到静心安神，避免烦躁叨扰，让阳气得以潜藏。 ☺

子姜炒羊肉　暖胃祛寒

材料　羊肉 200 克，子姜 80 克，柿子椒、红彩椒各 30 克。

调料　葱丝 30 克，料酒 5 克，盐 4 克，醋少许。

做法

1 羊肉洗净，切丝；子姜洗净，切丝；柿子椒、红彩椒均洗净，去蒂除子，切丝。

2 将羊肉丝放入碗内，加料酒和盐腌渍 10 分钟。

3 锅置火上，倒油烧至七成热，下姜丝炒香，将羊肉丝、柿子椒丝、红彩椒丝和葱丝下锅煸炒，烹入料酒，加盐调味，最后淋醋即可出锅。

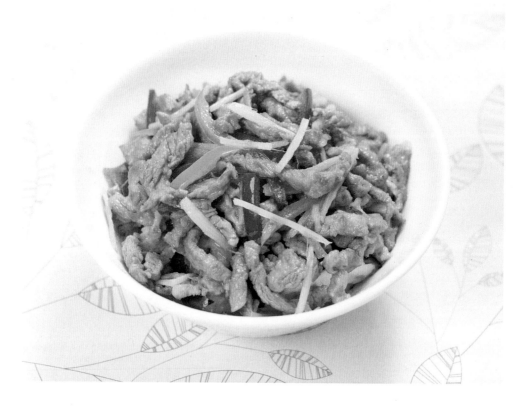